Me importas

Un testimonio de
*p*siquiatría *V*iva

con⟩vivencias **68**

María Dolores Braquehais Conesa

(Con la colaboración de
Amanda Rodríguez Urrutia)

ME IMPORTAS

Un testimonio de *p*siquiatría *V*iva

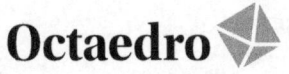

Colección Con vivencias - 68

Título: *Me importas. Un testimonio de psiquiatría Viva*

Primera edición: febrero de 2024

© M. Dolores Braquehais Conesa, Amanda Rodríguez Urrutia

© De esta edición:
Ediciones OCTAEDRO, S.L.
Bailén, 5 – 08010 Barcelona
Tel.: 93 246 40 02
octaedro@octaedro.com
www.octaedro.com

ISBN: 978-84-19900-88-3
Depósito legal: B 4854-2024

Diseño de la cubierta: Tomàs Capdevila
Composición de la cubierta: Silvia Abollado Rego
Realización y producción: Editorial Octaedro

Impresión: Ulzama

Impreso en España - *Printed in Spain*

Agradecimientos

Gracias a quienes queremos y nos quieren.

Por los «entres» que hemos ido tejiendo.
De los más cardinales a los más periféricos.
De los más fugaces a los más duraderos.
Sin ellos, la vida no sería sino mera supervivencia.

⟩ Índice

Introducción
Un testimonio, no un alegato

> Camina, camina. Quizás nunca lograrás alcanzar los confines del alma aunque recorras todos sus caminos; tan profundo es su logos.
>
> HERÁCLITO DE ÉFESO

Bienvenido o bienvenida a un paseo por rutas que creemos no habrá transitado antes. Le pedimos que nos preste atención, lo más valioso que tenemos junto con el tiempo. Y nos comprometemos a procurar hacer un buen uso de ambos. Le invitamos a caminar a nuestro lado, pero también puede elegir otras sendas e incluso interrumpir la marcha por la razón o sinrazón que sea.

Va a asistir a una historia en primera persona, en este caso del plural, de vivencias que hemos atravesado como psiquiatras. No pretendemos hacer un alegato a favor de nuestra profesión, ni tampoco cuestionar a quienes puedan tener una opinión diferente tanto de su naturaleza como de las maneras de ejercerla. Dar testimonio es una de tantas maneras de contar. Elegimos esta porque nos parece que la realidad supera a la ficción. En todos los sentidos. De igual manera que, como diría Henry Bergson, «la vida excede a la inteligencia».

En la actualidad, para adquirir el reconocimiento profesional como psiquiatra en nuestro país se requiere haber completado la formación especializada que sucede a la finalización de la licenciatura de Medicina. Como psiquiatras, desarrollamos dicha capacitación en un período como médico interno residente (MIR), durante el cual, de manera supervisada y progresiva, adquirimos las competencias básicas para trabajar como psiquiatras.

El ejercicio clínico posterior puede desarrollarse en el sector público, en el privado o en ambos. La psiquiatría se ha ido especializando en diversas ramas. Por lo que respecta a los distintos momentos evolutivos, queda claramente delimitada la psiquiatría de adultos de la infanto-juvenil, recientemente reconocida y diferenciada como especialidad en el sistema MIR. Los dispositivos asistenciales de adultos se dividen entre los que atienden los problemas relacionados con las adicciones y los que abordan otros trastornos mentales. A su vez, existen unidades especializadas en el abordaje de algunos trastornos; desde los relacionados con la conducta alimentaria, a los que atienden a personas con trastornos de la personalidad (en especial, el trastorno límite), el trastorno bipolar o la depresión resistente. También existe la denominada psiquiatría de enlace, ubicada en grandes hospitales, que colabora con otras especialidades médicas cuando hay problemas concurrentes.

En el ámbito público, la psiquiatría se ejerce mayoritariamente en entornos vinculados a la comunidad; es decir, en
ambulatorios o centros de salud mental, en hospitales de día
e incluso en programas de atención domiciliaria o de asistencia a las personas sintecho. Los ingresos psiquiátricos
por cuadros agudos suelen tener lugar en hospitales generales, por considerarse que deben ser abordados como los de
cualquier otra especialidad médica. Cuando se necesita una
hospitalización más larga, habitualmente por la complejidad
del caso, el ingreso se lleva a cabo en recursos residencia-
les de estancia prolongada que procuran, de manera menos
apresurada, afianzar el proceso terapéutico que permita al
paciente volver a su entorno habitual. Existen también servicios de urgencias psiquiátricas, mayoritariamente en hospitales generales que están abiertos veinticuatro horas al día
para los casos que requieran este tipo de atención. También
los hay, pocos, en algún hospital psiquiátrico. Cuando los
pacientes ingresados por una causa médica o quirúrgica
requieren ser evaluados desde el punto de vista psiquiátrico, el médico responsable del caso solicita una valoración
(interconsulta) al Servicio de Psiquiatría, que a veces puede
limitarse a una mera orientación clínica, pero que en algunas ocasiones consiste en una intervención que dura lo que
la hospitalización y que puede seguirse de recomendaciones
tras el alta.

Lo habitual no es que trabajemos en solitario, sino en el
seno de equipos formados por diversos profesionales del
campo de la psicología, el trabajo social o la enfermería. De

ahí que las tareas de cuidado recaigan en varios actores que aportan perspectivas diferentes. La tendencia al trabajo interdisciplinar se va afianzando progresivamente. Se trata de acompañar el sufrimiento integralmente, no de forma parcelada, encargándonos de los múltiples factores interaccionen de manera compleja en cada caso.

Puede ocurrir que los pacientes sean atendidos involuntariamente por el psiquiatra cuando hay un riesgo para sí mismos o para otros, provocado por un trastorno mental que altera la conducta, interfiere en el juicio de realidad o cuando confluyen ambos. En estas circunstancias, suele ser las personas del entorno –habitualmente, la familia o los allegados– quienes piden ayuda en lugar del paciente. En todo caso, los ingresos y las intervenciones terapéuticas contrarias a la voluntad del sujeto (como las contenciones mecánicas) deben estar siempre avalados por la autoridad judicial competente de acuerdo con la legislación en vigor. Bien es verdad que se va afianzando la tendencia a reducir al mínimo indispensable dichas actuaciones, cuando no a eliminarlas. Para tal fin es preciso dotar a los servicios de salud mental y a otros agentes sociales de recursos materiales y humanos suficientes que permitan poner en marcha fórmulas alternativas tanto desde el punto de vista preventivo como terapéutico.

En todo caso, todavía hoy en día, este tipo de actuaciones son excepcionales. Incluso en el supuesto de tener que recurrir a ellas, es importante clarificar que no albergamos tentación alguna de control ni de autoritarismo, sino que en esas situaciones límite nos mueve la intención de proteger a quien tratamos y, en ocasiones, a su entorno, cuya seguridad puede verse comprometida por causa de una alteración de conducta grave. El propósito es siempre acompañar y aliviar, en la medida de lo posible, a quienes asistimos.

No en vano, es la razón primordial por la que elegimos Medicina como carrera universitaria. Incluso podemos ir más allá. En otras especialidades, hay una tendencia progresiva a circunscribirse de manera atomizada a un área específica del cuerpo, con lo que acaba perdiéndose de vista la singularidad de quien nos consulta. En psiquiatría, en cambio, es muy difícil abstraerse del sujeto único que en ese momento atendemos.

De hecho, la exploración psicopatológica completa abarca desde lo que le ocurre en el momento que se consulta, a la historia previa médica, personal y familiar, además de tener en cuenta los rasgos sobresalientes de personalidad y el estilo de afrontamiento que se ha ido consolidando a lo largo de la vida. Por tanto, atendemos a seres que relatan su biografía, su presente y su pasado, y que hablan de sí mismos, de los demás y de lo que les rodea. Y para conocer qué les ocurre y plantear una hipótesis de por qué es así y de cómo podrían salir de dicha situación, necesitamos saber sobre cada persona y sus circunstancias.

La psiquiatría, por tanto, es una especialidad médica que se dedica a la atención y tratamiento de los trastornos mentales. Definirla es el primer paso arriesgado. Pues no es lo mismo hablar de *enfermedad* mental que de *trastorno*. Para muchos, el primer término tiende a asociarse a la fatalidad

de lo que le sucede a nuestro cerebro, mientras que el segundo puede entenderse más ampliamente, ya que podemos
«trastornarnos» por muchos motivos y de variadas maneras,
aunque siempre nos compete hacer –o dejar de hacer– algo
al respecto. Es tan complejo nuestro mundo interno que hay
quienes apostarán, primordialmente, por delimitar en categorías distintas las formas de manifestarse el malestar psíquico (llamémoslas trastornos, síndromes clínicos o enfermedades), cuando otros abogarán por un modelo en el que
la locura y la cordura sean los polos extremos de un único
continuum. Algunos paradigmas conviven con ambas perspectivas, privilegiando uno u otro enfoque según el fenómeno psíquico al que se refieran.

Germán Berrios señala que la psiquiatría, como disciplina teórica y práctica, se ocupa, conceptualmente, de «objetos
híbridos». Es decir, los síntomas y trastornos mentales no son
ni físicos –como las piedras, los insectos o los tumores pan-
creáticos– ni abstractos –como las virtudes o los símbolos–,
sino que su naturaleza es híbrida. Para Berrios, lo que nos
relatan los pacientes u observamos en sus manifestaciones
es el resultado de un complejo proceso por el cual las señales
cerebrales se configuran mediante códigos culturales. Pero
no solo esto. Nadamos en un entorno sensorial y no sensorial (cultural) con el que mantenemos una compleja relación
bidireccional.

Pese a las evidencias acerca de la unidad indivisible men-
te-cuerpo, la práctica cotidiana habitual tiende a establecer
una línea divisoria insoslayable entre ambos, algo que puede

explicar la tendencia a asignar un lugar marginal a lo «mental» en el seno de la medicina. Cuando en realidad nos deprimimos, nos ponemos nerviosos, alucinamos, nos duele el estómago o nos confundimos «en cuerpo y alma».

Además, no somos entes descontextualizados. Ortega y Gasset, en sus *Meditaciones del Quijote* (1917), planteó: «Yo soy yo y mi circunstancia; y si no la salvo a ella, no me salvó a mí». A lo largo del libro, tendremos presente esta sentencia, aunque nos atreveremos a completarla con la advertencia de que ni estamos solos en el mundo ni tampoco somos la medida de todas las cosas. Más allá del esquema conceptual «mente-cuerpo-contexto», cada persona es «alguien» que se encuentra inmerso en su propio vivir. Al fin y al cabo, no somos sino entes en los que la Vida (o, por decirlo ontológicamente, el Ser) se manifiesta de manera singular.*

Por otra parte, no somos ajenas a la presión del capitalismo tardío por «patologizar», es decir, por convertir cualquier malestar en un trastorno mental. El imperativo hedónico de nuestro tiempo aparece reflejado en el concepto ideal de salud, que la Organización Mundial de la Salud (OMS) define como «un estado de completo bienestar físico, mental y social, y no solamente la ausencia de afecciones o enfermedades». Si revisamos las clasificaciones de los trastornos mentales en vigor, ya sea la de la misma OMS o la de la Ame-

---

* Algunos términos que aparecen este libro, como Vida, Ser, Otro..., se escriben de manera intencionada en mayúsculas, aunque no sea lo preceptivo. Se trata de poner el énfasis en hasta qué punto nos exceden y salen del registro de lo propio (vida, otros, ser...). Esto es aún más relevante respecto a la Vida, pues es el *leitmotiv* de nuestro testimonio.

rican Psychiatric Association (APA), cualquier sufrimiento psíquico puede acabar siendo catalogado como un trastorno mental. Y en cambio, somos conscientes de que la vida se acompaña de dolor. Este corre parejo a nuestra vulnerabilidad, al hecho de tener que morir, a la incertidumbre del devenir, a la dependencia de otros seres, a los innumerables avatares de la existencia; en suma, a las adversidades que aparecen tarde o temprano en nuestro devenir. Pero igual que no podemos ignorar, en palabras de Martha Nussbaum, nuestra «condición trágica» –es decir, cuánto no elegimos de nuestro ser y de sus circunstancias–, debemos recalcar que no somos meros espectadores sin responsabilidad en nuestro acontecer.

Es importante evitar estos malentendidos y delimitar qué corresponde verdaderamente a un trastorno mental. Puesto que estos existen. Y porque, ya sea de forma abrupta o sostenida en el tiempo, muchos de ellos se acompañan de una quiebra importante en la vida del sujeto que le lleva a claudicar de una u otra forma, pero siempre como cuerpo-mente-contexto. Si empleamos una metáfora arquitectónica, hay grietas más o menos superficiales, y otras más profundas, que amenazan la estructura del edificio. También hay épocas en la historia o modos de vivir (culturas) en las que las viviendas son capaces de no derrumbarse pese a innumerables contratiempos y otras, en las que flota en el ambiente que cualquier desperfecto puede arruinarlas. Puede que, en la actualidad, haya que evitar magnificar el impacto de cualquier pequeña fisura.

Vamos a intentar no caer en posicionamientos teóricos extremos. Clasificar forma parte de los modos humanos de enfrentarnos a la realidad. Cuanto más categóricas son las divisiones, más tranquilizadoras nos resultan de cara a la supervivencia, pero menos se abren a la complejidad. Existen múltiples corrientes *psi*, desde la psiquiatría denominada «biologicista», a la diáspora de abordajes psicoanalíticos, pasando por todas las escuelas psicoterapéuticas, incluidas las integradoras. Como sucede con cualquier modelo, cada cual tiende a establecer un perímetro que le delimita de quienes no se le asemejan. Incluso en una misma línea de pensamiento, algunas posiciones se muestran incompatibles entre sí. No es infrecuente que, en los tratados de una u otra corriente, se haga anatema de lo que plantean otras. De manera simplificada, vivimos pensando que solo está bien o es acertado lo que pertenece a nuestra manera de aprehender la realidad.

En este libro intentaremos alejarnos de la creencia ciega de que un solo modelo pueda dar cuenta de lo complejos que somos. No tanto para llegar a una componenda teórica sin pies ni cabeza, ni a un relativismo, tan caro en nuestro tiempo, sino para cuestionarnos nuestras certezas y no caer en una suerte de fanatismo técnico.

Por otra parte, entendemos el sentido comunitario de nuestro quehacer no tanto como una mera decisión sobre la promoción de dispositivos asistenciales en el entorno cercano al paciente, sino como lo que resulta posible gracias al diálogo: con nosotros mismos, con los pacientes, con las personas involucradas en su cuidado y con las distintas maneras de abordar los fenómenos humanos. Para que se traduzca en una realidad posible, es preciso proporcionar suficientes recursos a los que se encargan de su cuidado.

Podríamos plantearnos que hay dos modos extremos de ejercer, como polos de una brújula hacia los que se orientaría el rumbo diario de nuestro quehacer. La «psiquiatría Viva» (con el adjetivo «Viva» en mayúsculas) se cuestionaría el porqué y para qué de su día a día; sería consciente de sus límites, aceptando la crítica, abriéndose a otros discursos y asumiendo que su labor se circunscribe a un encuentro, más o menos duradero, con un ser, sujeto de derechos y deberes, que se nos muestra en una situación de fragilidad que no es otra, en último término, que la nuestra. Cuando trabajamos así, cobra protagonismo la Vida, y no tanto nuestra fugaz y precaria intervención en ella. Evitaríamos, pues, expandir sin rubor las prerrogativas de nuestra disciplina más allá de lo que le compete. Lo contrario sería otorgar una preeminencia a la «Psiquiatría» (en mayúsculas) en detrimento de la «vida» (en minúsculas), prevaleciendo, a menudo, el discurso autocomplaciente del narcisismo o las explicaciones, bien omniscientes, bien reduccionistas, de cualquier fenómeno humano.

Nuestro quehacer como psiquiatras combina la «mirada» y la «escucha», pero también el diálogo y la intervención, farmacológica y no farmacológica, dependiendo de cada caso. En realidad, los términos *mirada* y *escucha* no son inocentes. Desde algunas interpretaciones críticas con la psiquiatría actual, se alega que esta se limita a una mirada dedicada, exclusivamente, a registrar síntomas y etiquetar trastornos y, por consiguiente, a las personas, para proceder a su tratamiento (farmacológico). La clínica de la escucha, en cambio, reivindicada, sobre todo, por autores de raigambre psicoanalítica, abordaría el malestar del sujeto en su singularidad sin preocuparse tanto por «explicarse» lo que le sucede cuanto por «comprender» y acompañar al paciente en su convivencia con el malestar. Si en la primera la persona que sufre adopta un papel pasivo, en la segunda mantiene una relación activa con lo que le ocurre, ya sea un cuadro de ansiedad o un delirio.

Preferimos considerar estos dos modos como los extremos de una línea continua en la que cada terapeuta podría ubicarse, no tanto por pertenecer a una determinada disciplina académica o teórica, sino por su manera de trabajar. También depende de otros factores como el contexto en el que tiene lugar (por ejemplo, las condiciones arquitectónicas de los espacios asistenciales), las características del encuentro (no es lo mismo una atención de urgencia que un seguimiento a largo plazo), el tiempo del que se dispone, las personas que participan, el tipo de intervención que se solicita y la situación particular en que se encuentran, en ese preciso instante, los sujetos involucrados.

La función de acompañar a las personas que sufren «interiormente» ha recaído, a lo largo de la historia, en diversos actores. Desde un punto de vista antropológico, los doctores

Jerome y Julia Frank propusieron en su libro *Persuasion and healing* («Persuasión y sanación») que las figuras a las que cada cultura encomienda esta labor, y a quienes se dota de autoridad para ello, son los facilitadores principales de un proceso en el que se procura vencer una situación de desmoralización o claudicación. Atravesar dicho proceso acompañado de ese agente, considerado socialmente como sanador, puede ser de ayuda para el sujeto o para su comunidad. Desde hace un tiempo se nos ha atribuido el rol, mayoritariamente, a los profesionales *psi*, pero no es descabellado figurar que esto cambie en el futuro. En todo caso, la situación en la que se nos ha ubicado en la actualidad es la que nos ha permitido ser testigos directos de algunas de las historias que vamos a compartir.

No vamos a detenernos en cuestiones técnicas, es decir, relacionadas con diagnósticos o tratamientos, sino en lo que sucede, esencialmente, en este tipo de encuentro. En palabras del filósofo Josep María Esquirol, «estar a la intemperie» es un rasgo definitorio de la condición humana. Esto se acentúa cuando el sufrimiento de toda índole, pero especialmente el que abordaremos en estas páginas, nos hace mella. Cuidar a las personas en esos avatares puede ser entendido como una manera de procurar darles cobijo –metafóricamente–, siquiera de forma temporal e imperfecta. No con paternalismo o conmiseración, sino haciéndonos cargo de lo complejo que es vivir y de cómo intenta hacerlo cada cual.

Somos conscientes de que no vamos a poder cubrir el amplísimo abanico de manifestaciones psicopatológicas. Nos mueve un abordaje «intensivo» (de hondura) más que uno «extensivo» (de acumulación). Es decir, lo que presentamos son solo pinceladas de nuestro día a día. Pues en cada encuentro, en su singularidad, sucede irrepetiblemente lo humano; también lo que nos excede.

De cara a facilitar la lectura del texto, omitimos las referencias y las notas al pie de página. Aun así, lo que reflexionemos estará embebido, consciente o inconscientemente, del legado colectivo que nos habita. De algunas ideas, hemos hecho constar la autoría. Puede que algunos planteamientos ya hayan sido propuestos en otro lugar o por otras personas. Si no lo hemos hecho explícito, ha sido por desconocimiento. En ese caso, pedimos que nos disculpen las fuentes originales, a quienes reconocemos todo el protagonismo. No tenemos pretensión de originalidad, sino de conversar –imaginariamente– con quien se acerque a nuestro texto.

Los relatos que incorporamos son verídicos, aunque algunos detalles se modifican ligeramente o se enmascaran para garantizar el anonimato de los protagonistas. Detenernos ante ellos tal vez pueda ayudarnos a vivir mejor. O a hacerlo con los ojos más abiertos, con mayor amplitud de conciencia. No entendemos ese «vivir bien» como un recetario centrado en la «economía» del bienestar propio, privado, sino como un conducirnos sin perder de vista el bien común. Aun así, lo que suceda cuando usted lea este libro, lo que le provoque, es «indisponible». Como tantísimas otras cosas más.

Nuestra intención ha sido lo que, en otras palabras y refi-
riéndose a la poesía en lugar de a la vida, canta León Felipe
en este poema:

Deshaced este verso,
quitadle los caireles de la rima,
el metro, la cadencia
y hasta la idea misma...
Aventad las palabras...
y si después queda algo todavía,
eso
será la poesía.

Capítulo 1
«Me importas»

Para vivir no quiero
islas, palacios, torres.
¡Qué alegría más alta:
vivir en los pronombres!

PEDRO SALINAS

....

Imagine que acaba de tener un accidente de tráfico. Era usted quien conducía y, por un percance inesperado, su coche pierde el control. Como consecuencia del choque, fallecen algunas de las personas que iban en el vehículo. Entre ellas, su hijo menor, de 5 años, y su madre, de 70. Los supervivientes, entre los que se encuentra usted, son trasladados al hospital más cercano y separados entre sí, pues algunos han de ser atendidos en la Unidad de Cuidados Intensivos (UCI) y otros, en las Urgencias de Traumatología. Tras reconocerle y pasar horas en observación, los servicios médicos descartan cualquier lesión, pero le encuentran tan ausente y desconectado que deciden acompañarle a las Urgencias de Psiquiatría para que le atiendan. Todo le parece irreal. Apenas puede expresarse. Como si fuera un actor a quien sucede un dolor inimaginable. Se repiten en su cabeza una y otra vez, como una moviola, las imágenes de lo que acaba de suceder. Aún no es capaz de comprender del todo hasta qué punto ese instante fatal le cambiará la vida para siempre. Se oyen voces en el pasillo. De repente, se abre la puerta y aparece alguien que no conoce. Esa mañana, al despertarse, ni esa persona ni usted sospechaban que se cruzarían. Se presenta por su nombre y apellidos y se identifica como psiquiatra. Se sienta a su lado, en la camilla. Sus ojos se encuentran. Desde que sucediera el accidente es el primer momento en que puede sentir que alguien se detiene sin estar impelido por la urgencia de salvarle la vida y le atiende sin prisas. Nada es más importante en ese instante.

Los seres humanos tenemos necesidades básicas, la mayoría relacionadas con la supervivencia. Entre los instintos que estas activan, se encuentran el hambre, la sed y el sueño. Pero hay otras, aparentemente de segunda índole, como la que nos impele a sentirnos reconocidos por los demás. Puede parecer de menor importancia, pero ahora veremos que no.

La necesidad de reconocimiento puede emparentarse con el hecho de ser mamíferos, puesto que el vínculo entre la madre/el cuidador y la criatura es imprescindible para superar la crianza. Esto es más acusado aún en nuestra especie, ya que nuestro proceso de maduración, tras el nacimiento, es más prolongado que el de otras; lo cual, entre otras cosas, se ha relacionado con la insólita emergencia del lenguaje simbólico, propio de la nuestra. El hecho de que alguien nos cuide al inicio de nuestra vida, no solo a nivel físico, sino también emocional, es tan crucial que se sabe que los niños que, en los orfanatos o en otras circunstancias, son tratados sin cariño arrastran notables problemas; entre ellos, retraso del crecimiento, además de dificultades afectivas y conductuales. Así pues, la dependencia de los demás nos conecta irremediablemente con nuestra vulnerabilidad esencial. Es más, son numerosos los estudios de seguimiento a largo plazo de sujetos de variada condición socioeconómica que muestran que el factor más relacionado con la vida buena (*eudaimonía*, en griego, que no bienestar, *hedoné*) es la calidad y frecuencia de las relaciones interpersonales que mantenemos durante nuestra existencia.

La importancia de ser apreciado de manera clara y distinta se acentuó desde el Neolítico, cuando abandonamos la caza y la recolección –como modo de subsistencia principal– y el nomadismo –como forma esencial de habitar la tierra– en favor de asentamientos estables que paulatinamente se fueron volviendo más complejos. Desde entonces, la identidad, inicialmente más colectiva que individual, salvo en quienes ostentaban el poder en sus más variadas manifestaciones, comenzó a ser un asunto crucial. La pertenencia a un mismo grupo, identificable con atributos como la religión, la lengua, la ubicación geográfica o los estilos de vida, permitía, y sigue permitiendo, la defensa común frente a las amenazas provenientes de otros grupos humanos, desencadenadas muy a menudo por la ambición de expandir el área de influencia propia y con ello garantizar, entre otros fines, el acceso a recursos materiales imprescindibles.

Las sociedades sedentarias fueron evolucionando y la acumulación de riqueza pasó de las manos de unos pocos a la de muchos. En Occidente, desde los albores de la Edad Moderna, eso permitió, a un mayor número de individuos, cierta emancipación con respecto a las tareas relacionadas con la adquisición de bienes de primera necesidad y la aparición de un grupo social cada vez más amplio (la denominada burguesía), en el que cada persona aspiraba a ser considerada en su singularidad. Y comenzaron a aparecer objetos superfluos, de toda índole, merced a los cuales, la particularidad de cada persona quedaba investida y distinguida.

Esta tendencia se ha acelerado con las sucesivas revoluciones industriales. Cada una, a su manera, ha conseguido vencer algunas limitaciones fundamentales que nos impone la naturaleza: cantidad de bienes que se produce, distancia entre lugares, horas de luz, comunicación remota, abordaje de las enfermedades, etc. Hoy en día, las facilidades para los desplazamientos y la intercomunicación han propiciado desde la emergencia de los movimientos identitarios extremos, a la pérdida de referencias estables o unívocas en una sola comunidad. Y en paralelo a la dilución del sentimiento de pertenencia a un grupo, muchas creencias han dejado de ser monolíticas, conduciéndonos a un estado de delicuescencia, en el que las certezas han pasado a ser cada vez menos sólidas, como también ocurre con muchas relaciones afectivas. Es lo que Zygmunt Bauman ha bautizado como «sociedad líquida».

A este panorama cabe añadir el estado actual de escepticismo generalizado ante la sospecha de la falta de veracidad de todo lo que se nos relata. Por otra parte, en nuestro tiempo se acentúa la paradoja de que las facilidades que nos brinda la tecnología no han propiciado una mayor disponibilidad de tiempo libre, sino una sensación de estrechez de las agendas y de mayor aceleración, así como de alienación o de falta de resonancia auténtica con nuestras vivencias.

En la cuarta revolución industrial, la que nos envuelve en la actualidad, la necesidad de contemplar a cada individuo como ser único e irrepetible se ha acentuado hasta devenir casi una marca comercial. La inversión en la visibilidad de la propia imagen y en su difusión en las redes sociales (como Twitter, Facebook, YouTube o Instagram) se ha convertido en un imperativo ineludible. Lo que no está claro es que la promoción de dicha apariencia sin tacha vaya acompañada del reconocimiento auténtico del otro como persona, con todos sus claroscuros. Sin ir más lejos, cuando nos desnuda la enfermedad o la adversidad, nuestra envoltura y nuestro interior se resienten. En estos casos, la mirada que es capaz de acoger a cada uno en su fragilidad tiene un efecto sanador, aunque a veces no sea posible la curación en términos estrictamente técnicos.

....

La película El doctor recoge una historia real y también ejemplifica un experimento que se llevó a cabo hace años en Estados Unidos con la intención de humanizar la asistencia clínica. Un médico que había vivido inmerso en un reconocimiento incontestable por su pericia profesional, pero que apenas mostraba un atisbo de compasión con sus pacientes, enferma de cáncer. Y experimenta el proceso de pasar a ser –como contábamos antes– uno de tantos enfermos. Desde ese momento, su andadura interior se convierte en lo que Franz Alexander denominó «experiencia emocional correctiva» y que, desde nuestro punto de vista, sería más atinado calificar como «sanadora». Por primera vez en su vida, contacta con sus límites y descubre hasta qué punto es crucial sentirse tratado como un tú. Hay una escena, al final de la película, en la que, al regresar a su trabajo habitual en el hospital, tras haberse curado, se encuentra con un grupo de estudiantes que quieren aprender el oficio de ser médico. De manera elocuente les muestra qué es lo más importante para tal fin; sin miramientos lanza a cada uno de ellos un pijama de los que se entrega a los pacientes cuando ingresan, para después asignarles un nombre y apellidos ficticios. Así podrán experimentar, en sus propias carnes, que no tratamos enfermedades, sino enfermos.

....

Para abordar cómo aproximarnos al sufrimiento del otro se han empleado algunas analogías. Una de las que consideramos más sencilla y fructífera es la siguiente: cuando conjugamos cualquier verbo, somos capaces de identificar tres personas en el singular: la primera (yo), la segunda (tú) y la tercera (él/ella). E, igualmente, primera (nosotros/as), segunda (vosotros/as) y tercera (ellos/as) del plural. Incluiremos en la segunda persona también el usted/ustedes. Y colocaremos, a efectos didácticos, al psiquiatra en la primera persona del singular (o del plural, cuando se trata del equipo asistencial), aun sabiendo que en cualquier encuentro iremos alternando posiciones.

La relación entre terapeuta y paciente se puede producir, por tanto, a una distancia de **primera a tercera persona**, situación en la que quien pide ayuda aparece desdibujado de su identidad exclusiva y se ve, en cambio, como uno más de una serie de casos. Ese tipo de abordaje es el que permite clasificar las demandas de ayuda en distintas categorías, según los rasgos comunes y diferenciales de los fenómenos. Con ello se aspira a encontrar leyes que puedan explicar lo que nos sucede. El planteamiento terapéutico dependerá, muy a menudo, del resultado de ese análisis. Empleando la cámara fotográfica como metáfora, en este tipo de abordaje enfocamos a la persona a cierta distancia, con la finalidad de encontrar el patrón que delimita su caso frente a otros.

Cuando interaccionamos de primera a tercera persona hay menor implicación emocional por parte del terapeuta, puesto que, en ese momento, lo que prevalece es dar respuesta a la pregunta de **qué** le sucede al sujeto que atendemos para elaborar una hipótesis de **por qué** es así y, de acuerdo con ello, saber **qué se puede hacer** al respecto. Lejos de lo que puedan plantear algunas corrientes psicoterapéuticas, este enfoque siempre tiene lugar, sea cual sea el marco teórico, si bien no debería ser el eje central en torno al cual pivote el encuentro con el otro.

De manera simplificada, la relación clínica no es sino un tipo de prestación de servicios. Lo que ocurre es que, en este caso, quien pide ayuda lo hace en situación de vulnerabilidad, en mayor o menor grado manifiesta. El paciente espera una respuesta técnica a su demanda, pero no solo eso. Lo preocupante, por tanto, no es que a lo largo del encuentro terapéutico se produzca ese tipo de interacción de primera a tercera persona, sino que se convierta en el único modo de tratar al otro. Esto puede suceder, por ejemplo, cuando la entrevista se limita a la recogida de datos, pero no escuchamos el relato de cada quien; o cuando no disponemos del tiempo necesario para ello. También puede ocurrir cuando, ante el sufrimiento del otro, nuestra mayor preocupación es explicarnos lo que le sucede desde nuestro modelo conceptual, obviando la singularidad de cada individuo. Hay una manera sencilla de saber si esto está sucediendo. Pregunte a quien está acompañando cómo se siente durante la entrevista. Observe su conducta no verbal. Repare también en cómo se encuentra usted como terapeuta y como persona. Ese mero detenerse puede ayudar a reenfocar el objetivo a lo esencial: que lo que le importe sea el sujeto que tiene ante sí.

Como ni somos meras máquinas averiadas, ni tampoco entes a merced de fuerzas ante las que estamos inermes (sea el inconsciente, los constructos personales, los modos de procesar la realidad, los trastornos mentales o las emociones), necesitamos, aunque la relación sea de prestación de servicios, sentirnos tratados no como **uno más** (tercera persona) sino como un alguien, como un **tú** (segunda persona). Volviendo a la metáfora fotográfica, acercamos el objetivo para captar los detalles del sujeto único al que atendemos.

Esta cercanía no implica familiaridad, sino consideración, que no es lo mismo. De algún modo, lo que debe prevalecer es que **hacemos algo** tras analizar un **qué**, pero que el destinatario es un **quién**. Esa perspectiva condiciona el **cómo** y el **para quién** de nuestro quehacer. Y si esto es así para cualquier relación humana, lo es más aún cuando, quien se presenta ante nosotros se encuentra en situación, como hemos dicho, de notable –cuando no extrema– vulnerabilidad. No olvidemos que, mientras que para los profesionales de la salud, envueltos en la vorágine del día a día, se trata de «un paciente más», para este, en cambio, este tipo de prestación de servicios suele dejar una muesca, más o menos relevante, en su biografía.

El filósofo de la Escuela de Frankfurt Harmut Rosa se refiere a la «resonancia» como un ingrediente esencial de la vida buena, ubicándola, en gran medida, en las antípodas de la aceleración y el imperativo de crecimiento ilimitado de nuestro tiempo. La relaciona también con el concepto –que abordaremos más adelante– de «lo indisponible», puesto que esa resonancia no puede ser «controlada» ni «propiciada» deliberadamente. Acontece. Resonamos cuando las cosas nos conmueven de verdad (como «hilos vibratorios»), pero no se trata de una mera reacción emocional, sino que, en último término, acaba propiciando un cambio en nuestra manera de estar-en-el-mundo. La resonancia puede o no darse en la relación clínica. Lo que está claro es que no tendrá lugar si tratamos al otro como un mero «objeto».

Lo que hemos planteado también tiene que ver con la distinción entre la empatía (reaccionar emocionalmente al sufrimiento ajeno) y la compasión (hacer algo al respecto, porque ese dolor no me resulta indiferente). Actualmente, sabemos que tratar con compasión, es decir, no abandonar la perspectiva de «primera» y «segunda» persona en cualquier interacción clínica, contribuirá a lograr una mejor evolución y pronóstico, disminuirá la incidencia de desgaste emocional en los profesionales, además de ser coste eficiente desde el punto de vista de la inversión-retorno del gasto sanitario. Por tanto, tener presente que, cuando atendemos a alguien, ya sea de manera breve o continuada, estamos ante una «persona», no un mero «usuario o cliente», ayuda no solo a humanizar nuestro quehacer, sino también a ofrecer un mejor servicio. No solo nos concierne a los profesionales *psi*, sino a todos y cada uno de los que trabajamos en las ciencias de la salud y, de manera más extensa, sea cual sea nuestra ocupación.

Hay que decir alto y claro que, aunque no fuera «efectivo ni rentable», habría que hacerlo igualmente, pues «tratar bien» es un imperativo ético, un ingrediente esencial para la vida buena. No solo la propia (o privada), como se acostumbra a pensar en nuestros días, sino la pública. Probablemente, el único deber moral sobre el que es dudoso discutir.

Es crucial tener presente que nos equivocaremos a menudo, pero que siempre podemos recordarnos cuál debe ser nuestro norte y enderezar el rumbo cuantas veces sea necesario. Para ello, es preciso, entre otras cosas, detenerse, en solitario y con otros, a reflexionar. Solo así será posible mirarnos y escucharnos a nosotros mismos, a los allegados, a nuestros compañeros y a los pacientes. Aunque sea casi heroico, a tenor de la vorágine en la que andamos envueltos, se trata de un requisito ineludible para ejercer, usando la expresión de Donald Winnicott, «suficientemente bien».

Capítulo 2
Hay duelos imposibles

Las palabras (simples) de la muerte: «¡Es imposible!»,
«¿Por qué, por qué?», «Para siempre», etc.

ROLAND BARTHES

....

*Suena el busca. Son las 3 de la madrugada. Llamas al nú-
mero que parpadea luminoso en la pantalla. Responde una
de las enfermeras de la UCI. Una madre acaba de perder a
su bebé de 9 meses. «Necesitamos que nos ayudéis. Lleva demasiado tiempo agarrada al bebé, está muy alterada y no
sabemos qué hacer». Aún soñolienta, respondes: «¿Cuánto es demasiado?». «Algo más de dos horas...». Te cubres
con la bata blanca que has dejado a los pies de la cama
al echarte un rato a dormir. Y te diriges, a paso ligero, a la
UCI infantil.*

*Es una noche de verano. El resplandor de la ciudad apenas
permite distinguir alguna estrella en lo alto. Flota una brisa
cálida. Hay un silencio denso, solo interrumpido por el ruido
amortiguado del tráfico. Llamas al timbre que franquea el*

*paso a la UCI. Las puertas correderas se deslizan. El pasillo
y la sala de observación están en semipenumbra.*

*Desde fuera de la unidad, has podido oír un lamento hondo
y triste. A medida que te acercas a la cama donde te indican
que está la paciente, un alarido inunda la atmósfera. Apenas
se escucha el sonido de los monitores. Bajo los cabellos em-
papados de sudor, el rostro de tez oscura de una mujer joven
se contrae, desconectado por completo de lo que le rodea. Su
mirada vaga por un no lugar al que no accede ninguna de las
palabras del personal asistencial que la asiste, expresiones
de consuelo en un idioma que parece no entender. Tampoco resulta comprensible el sentido de sus gritos para quienes
están con ella.*

*Sobre su pecho reposa, inerme, un cuerpo negro amorata-
do. Está aprisionado en un abrazo imposible, acunado por
un balanceo atávico. De repente, te dejan sola a su lado. Te
sientas al borde de su cama. Ella no repara en ti. Se te impone la necesidad de guardar silencio mientras comienzas a
acariciar con delicadeza los brazos de la madre y el cuerpo
frío del bebé. No sabes cuánto tiempo transcurre. Te inunda ese dolor. Resuenas con él. Eres madre. Como psiquiatra
has estado presente een situaciones similares. Pero la «técnica», en esos momentos, sientes que queda, de algún modo,
en segundo plano. No ignoras que hay quien, ante este tipo
de llamada, considere que no es competencia del psiquiatra
personarse en ese lugar, pues todos los que atendemos a los*

que sufren deberíamos estar preparados para acompañar las
más variadas formas de expresión del dolor. Pero, justo en
esas circunstancias, no vacilas. Eres consciente de que tienes
que estar.

El sollozo se va apaciguando poco a poco. La respiración y
los latidos del corazón de la madre comienzan a ralentizarse.
Miras, por primera vez, el reloj. Son las 5 de la mañana. El
ambiente se ha ido serenando. La madre sigue apretando a su
bebé con fuerza y se resiste aún a que les separen. Preguntas a
la enfermera de qué nacionalidad es la paciente. Es necesario
poder comenzar a comunicarse con ella ahora que está más
sosegada. Conseguís localizar a una persona de su entorno.
Tarda una hora en llegar. Tras una larga conversación a tres
bandas, la madre cede en su pretensión de no abandonar
a su bebé muerto. Las enfermeras desanudan con dulzura
ese férreo abrazo. Envuelven el cuerpo en una sábana. Las
últimas palabras de la acompañante, que escuchas antes de
marcharte sin entenderlas, transmiten ternura. Sabes que el
duelo de esa madre comenzará a partir de entonces.

Regresas sobre las 8 de la mañana a tu habitación. El sol
resplandece, a lo lejos, sobre el mar. Bajo la ducha de agua
caliente, tu cuerpo se desentumece. En cuanto te vistes, bajas
a la sala donde os encontráis para hacer el relevo (pase) de
guardia. En esa reunión, trasmitís la información de lo suce-
dido en esas últimas horas a los compañeros que durante las
siguientes veinticuatro se harán cargo de la atención psiquiá-

*trica de urgencia en el hospital. Resumes en una frase escueta
lo sucedido esa madrugada: «Tuve que ir a la UCI a ayudar
a separar a una madre de su bebé recién fallecido». Cuando termina la reunión, os vais a desayunar. El café te ayuda
a paliar la sensación de sueño y agotamiento. Es domingo.
Coges el metro y te diriges a casa. De vuelta al mundo de los
vivos y sus rutinas sin que pueda borrarse, aunque no centre
tu atención, lo sucedido horas atrás y que permanecerá en el
trasfondo de tu memoria durante mucho tiempo.*

....

Sigmund Freud publicó en 1917 un artículo escrito dos años
antes. Se titulaba «Duelo y melancolía». Es un texto que invitamos a leer a los residentes de psiquiatría y psicología por
la lucidez de sus páginas. En él se define el duelo como «la
reacción frente a la pérdida de una persona amada o de una
abstracción que haga sus veces, como la patria, la libertad
o un ideal». El sujeto entra en un proceso en el que pasa de
estar sumido en el ensimismamiento, sin interés por el mundo exterior, atrapado en la nostalgia por el objeto amado, a
volver paulatinamente a vincularse a la vida.

Metafóricamente, puede decirse que cada duelo es una
herida. La mayoría cicatrizará, tarde o temprano. Pero
nuestro ser quedará marcado, de manera indefectible, por
algunas de ellas. De hecho, algunas son tan profundas que
no se cierran nunca definitivamente. En esas ocasiones, la
aflicción no cesa y nos impide volver a vivir. Es lo que técnicamente se denomina «duelo complicado». Y puede ser así

por la intensidad, la duración o el estado en que nos sumen. Todo ello depende de muchos factores: desde la edad a la forma de ser, al historial de duelos, al estilo de afrontamiento aprendido tanto individual como culturalmente, al grado de cercanía afectiva, a la naturaleza de la relación que se ha establecido, a cómo sucedió esa pérdida (súbita o previsiblemente) y a otras muchas variables más.

El duelo forma parte de la vida de todos los seres humanos. El psiquiatra español Fernando Colina apunta que, de algún modo, la «pérdida» acaba por activar, en el mundo del deseo, la «falta». Y esta es el resorte que nos impele a activar nuevos intereses. Eso que «nos falta» vuelve a despertar en nosotros, tarde o temprano, el empuje por vivir. Pero puede suceder que quedemos atrapados en el imposible de recuperar lo que no volverá. Para Freud, esto ocurre cuando el objeto de deseo ya no es algo que meramente formaba parte de nuestro mundo, sino que se había convertido en parte inextricable de nuestra identidad. Y es entonces, según él, cuando sobreviene la melancolía. ¿A quién volcar, sino hacia dentro, la impotencia por la pérdida de algo esencial para nuestro ser?

Si lo que perdimos es alguien o algo que nos hizo bien, esa frustración puede convertirse en una suerte de autorreproche radical. Sumidos en el abatimiento total, no nos sentimos dignos de seguir adelante. Uno de los libros de la famosa trilogía sobre Auschwitz de Primo Levi se titula: *Los hundidos y los salvados*. A veces se produce una honda sensación de falta de merecimiento por el hecho de continuar con vida, especialmente tras una situación de tal calado; algunos salvados se sienten indignos de tal suerte: «¿por qué no me sucedió a mí?», «¿cómo va a ser posible seguir adelante, a partir de ahora, como si nada?». Pero en otras ocasiones, por la complejidad de nuestro mundo interno, esa desolación puede sobrevenir, paradójicamente, en pérdidas que podrían verse desde fuera como una liberación, pues acontecen tras desaparecer la fuente de un daño.

....

Una paciente, inmersa en un desasosiego profundo y con ideas recurrentes de suicidio tras morir su padre meses atrás, recuerda que este no solo maltrató física y psicológicamente a su madre, sino también a ella y a sus hermanos cuando eran pequeños. En los últimos años de su vida había permanecido en una residencia de ancianos. Pese a que nadaba en un mar de emociones ambivalentes, siguió yendo a verle cada semana. Su tono arisco y ofensivo no había menguado con los años, sino todo lo contrario. Pero se sentía responsable de él. Cuando falleció, al tiempo que comenzaba a sumirse en un estado de profunda tristeza, venían a su memoria algunas de las imágenes de su infancia. Cuando se portaban mal, su padre les ordenaba que se quedaran quietos ante la pared. Y jugaba a lanzar los dardos, intentando trazar con cada tiro la silueta de los cuerpos de ella o de sus hermanos. Sufrieron palizas, insultos, vejaciones. Se casó muy joven, según confesaba, para huir del infierno. Su nueva familia pasó a ser su refugio. Todo lo vivido en la infancia y la adolescencia había quedado sepultado en el olvido. Hasta que su padre murió y comenzó a revivir, de nuevo, junto a una tristeza inconsolable, la pesadilla de sus primeros años de vida.

El tipo de duelo más frecuente es el que acontece cuando fallece alguien cercano. Cada persona transita interiormente ese proceso a su manera. La cultura modela cómo hacerlo a nivel externo. En Occidente, hoy en día, más allá del funeral, religioso o no, se han perdido muchos rituales, como el luto, que ayudaban social y personalmente a la elaboración de la pérdida.

Se habla, *grosso modo*, de varias etapas en los duelos. Lo habitual es que, tras tomar conciencia de la irreversibilidad de la pérdida, comiencen a emerger emociones como la tristeza o la rabia, la añoranza o el vacío, el aturdimiento o la falta de iniciativa vital. A veces se produce una alternancia o combinación de estas. Los días y las horas transcurren sin sentido y con un hondo dolor. Todo pierde interés mientras la memoria de lo perdido regresa punzante. Los espacios y tiempos que ocupaba esa persona quedan huérfanos de una presencia que hasta entonces se consideraba natural e incuestionable. Resulta ilusorio poder interesarse de verdad por algo. Todo se vuelve costoso. Las rutinas pueden ayudar a ello, pero a menudo se ejecutan automáticamente, con una suerte de distanciamiento. Ni siquiera la relación con los demás, por cercanos que sean, aligera ese sufrimiento sin tregua que nos acaba retrayendo en nosotros mismos. Las frases de consuelo suenan, a menudo, vacías de sentido, por bien intencionadas que sean. Hay un sentimiento inevitable de que nada ni nadie podrá remplazar lo ausente. No obstante, de igual modo que tras el invierno brota la primavera, lo habitual es que poco a poco, comencemos a salir de ese estado. No desparece la pena, pero se apacigua. Y al hacerlo, volvemos a conectarnos a la vida.

Algunos duelos complicados podrían definirse, tomando las palabras de Roland Barthes, como «duelos imposibles». Entre ellos, destacan los de los padres que pierden a sus hijos, más aún teniendo en cuenta el descenso de la tasa de mortalidad infantil en nuestras sociedades. También lo son los que suceden de manera inesperada, cuando un infortunio arrebata sin previo aviso a un ser querido. En esas circunstancias, como en los momentos álgidos de cualquier sufrimiento, las palabras se ponen tan difíciles que parece cobrar todo su sentido la frase que Wittgenstein pronunció en la primera fase de su obra: «De lo que no se puede hablar, más vale callar». Las personas que los padecen quedan marcadas para siempre por una pena que no les abandonará jamás. Se apaciguará tal vez la intensidad del dolor o su pregnancia en la conciencia, no su impronta.

Aunque al evocar la palabra *duelo* nos venga a la mente, en primer término, la muerte, experimentamos muchas otras pérdidas a lo largo de la vida. La enfermedad nos arrebata la salud, hay relaciones de pareja que se deterioran, amores no correspondidos, proyectos que no salen adelante, nuestra economía personal puede sufrir serios reveses, personas en las que confiábamos nos traicionan o decepcionan nuestras expectativas, tenemos que dejar lugares de residencia o puestos de trabajo, los hijos se marchan del hogar, las fuerzas dejan de acompañarnos en la vejez, la lozanía nos abandona cuando pasan los años, algunos ideales se resienten al envite con la realidad.

Otras carencias son de menor voltaje. Se trata de las frustraciones que experimentamos en el día a día: no llega el autobús a tiempo, alguien no responde a nuestras llamadas, la comida que hemos preparado no tiene sabor, se cancela una cita que teníamos programada, alguien nos responde con acritud. Nos va mucho en cómo nos relacionamos con esas grietas en el día a día, puesto que son parte inherente de nuestra existencia.

La psicoanalista inglesa Melanie Klein describió la evolución del desarrollo psíquico en la edad temprana como una sucesión de posiciones o fases. De manera simplificada, la constelación afectiva más primitiva, que se activa cuando se nos dificulta el acceso a un objeto de placer, es la «posición paranoide». Predomina la rabia y el odio contra quien, real o imaginariamente, nos impide alcanzarlo, de tal suerte que el mundo queda dividido, de manera maniquea, en buenos y malos, según me permitan o no acceder a dichos bienes. De acuerdo con esta lógica afectiva, todo me debe ser concedido y estar sometido a mi imperio. Y no hay forma de que podamos ensamblar en un mismo sujeto (la persona de quien dependo, el otro) su parte «buena» (la que me da placer y me cuida) y la «mala» (la que no cumple mis expectativas y, por tanto, me daña). Tampoco puedo concebirle como alguien separado de mí. Es decir, como una persona cuya vida se desenvuelve más allá de su interacción conmigo.

Cuando comenzamos a integrar, en el mismo sujeto del que dependemos afectivamente o en cualquier persona, sus partes amables y odiables, menguará la rabia y los impulsos de destrucción y aparecerán, en cambio, sentimientos de tristeza. A este nuevo escenario lo denominó Klein «posición depresiva». Se produce entonces un abandono de las fantasías de omnipotencia del estadio anterior, al tiempo que contactamos con el hecho de que el otro es mucho más que lo que a mí concierne. Puesto que tanto nosotros como lo que nos rodea está plagado de luces, sombras y claroscuros.

En el siguiente estadio se van afianzando los deseos de reparación o, por decirlo de manera sencilla, cierta comprensión con respecto a la complejidad de cada ser y a su autonomía respecto a mí. Se trata de un desencanto –de algún modo– radical. Pero no tiene por qué ser desolador ni conllevar un agrio escepticismo. Bien mirada, esta fase de «duelo», de contacto con el principio de realidad, nos permite acercarnos con mayor lucidez a la Vida. Y preservar algunos vínculos afectivos fundamentales, si no son dañinos. También nos lleva a relacionarnos con nosotros mismos no desde la autocomplacencia, sino desde la asunción de nuestros límites y contradicciones. De algún modo, al tiempo que «aceptamos» la complejidad de la realidad, no nos sumimos en el nihilismo, sino que adoptamos una actitud de «compromiso» con lo que nos rodea y en lo que podemos intervenir.

En realidad, todas estas «posiciones» no solo pueden ser modos tempranos de afrontamiento emocional, sino también estados transitorios en los que acabamos inmersos a lo largo de la vida. De ahí la importancia de estar atentos a nuestra atmósfera interna para poder identificar cuándo entramos en la espiral paranoide o cuándo nos paraliza el abatimiento depresivo. No podremos eludir que acontezca, pero sí ir tomando conciencia de ellos para poder transitarlos y, en último término, transformar esa respuesta, a menudo automática, en otra más reposada, capaz de integrar la complejidad de lo real, de su independencia esencial de nosotros, pero también de lo que podemos hacer o dejar de hacer al respecto.

De algún modo, se puede emparentar la propuesta de Melanie Klein con el comportamiento de nuestro mundo afectivo. Según el investigador Paul Gilbert, de manera simplificada pero muy didáctica, existen tres grandes sistemas de regulación emocional en nuestro organismo, los tres con un origen (filogenético) propio de nuestra condición de seres vivos (los dos primeros) y de mamíferos sociales (el último): 1) el sistema de alarma o peligro, 2) el sistema de recompensa o motivacional, 3) el sistema de la calma o de vínculo seguro. Conviven en un equilibrio dinámico. Podemos imaginarlos como esferas que deben compartir un espacio limitado. Los dos primeros, relacionados con la supervivencia, se verán privilegiados en situaciones de amenaza o de alta estimulación sensorial, y lo harán siempre en detrimento del sistema de la calma. Este último hay que cuidarlo deliberadamente, puesto que tiene todas las de perder si los otros dos –en especial, el primero– se crecen.

La «posición paranoide», de la que habla Melanie Klein, se pondría en marcha cuando sentimos comprometida la supervivencia, bien porque esté amenazada, bien porque procuramos a toda costa obtener placer y evitar el dolor. En estas circunstancias se hiperactivan los sistemas de alerta y de obtención de lo que anhelamos (recompensa) en detrimento del relacionado con la calma. En cambio, si somos capaces de contrabalancear su activación excesiva con este último, podremos no dejarnos arrastrar por la tormenta que provocan los dos primeros. Y, así, será más fácil transitar emocionalmente hacia «posiciones» menos primitivas o radicales, tanto respecto a nuestros juicios como en relación con nuestras emociones y conductas.

Sabemos que el sistema de la calma se activa si dedicamos un rato al día a la meditación o a estar en silencio, a caminar o a realizar ejercicio suave, cuando nos relacionamos con personas que nos hacen sentirnos bien, al mantener contacto físico (por ejemplo, con una caricia o un abrazo), en las relaciones sexuales satisfactorias o cuando desconectamos el teléfono o los dispositivos electrónicos un rato al día, permitiéndonos no estar disponibles veinticuatro horas al día y siete días a la semana. Es importante tener en cuenta que hay un equilibrio entre los tres sistemas y que regularse implica volver a un cierto estado de equilibrio dinámico (u homeostasis). No se trata de que no se activen los sistemas de alerta o de recompensa, sino de que puedan volver al estado basal, lo que se consigue si interviene el sistema de la calma. A diferencia de lo que pueda parecer a simple vista, detenerse y propiciar el sosiego no implica huir de las emociones desagradables, sino tomar conciencia de ellas y acompañarlas hasta que se moderan.

Sin negar el dolor que provocan, las pérdidas y las frustraciones pueden verse como una de las caras de la misma moneda. Es su «anversidad» –por usar el atinado neologismo del poeta José Emilio Pacheco–. En los casos más afortunados, cuando lo que perdemos nos hizo bien, el reverso del duelo puede ser la gratitud por haber podido tener presente, durante un tiempo, a ese algo o alguien que hizo mejor nuestra existencia. Dos textos que recogen experiencias en primera persona del duelo por la muerte de una persona amada pueden servirnos de ejemplo de cómo poner el énfasis en la pérdida o en la celebración de lo vivido. Mientras que, en *Una pena en observación*, C. S. Lewis se centra en el dolor de la ausencia, Christian Bobin, en *La más que viva*, al tiempo que toma conciencia de sus sentimientos y de la nostalgia radical por quien ya no está, rememora, con admiración y agradecimiento, cómo fue la existencia de quien iluminó sus días y que aún sigue viva en él.

Nos apegamos a lo que nos complace y rehuimos lo que nos disgusta. Pero nada dura indefinidamente. Es lo que se denomina «impermanencia». Aun así, la Vida hace posible algunas realidades. Podrían no haber sucedido. En cierto sentido –y por paradójico que resulte–, los duelos pueden ayudarnos a detenernos en el valor incalculable del presen-

te y en lo que realmente importa en el día a día. Sin dejar de
sentir y atravesar los «noes» de la Vida, debemos procurar
tomar conciencia de sus tantos «síes».

Tal vez, la lucidez, no ingenua, que pueden traer consigo
las pérdidas es la que sugiere Amalia Bautista en este poema:

> ### Al cabo
> *Al cabo, son muy pocas las palabras*
> *que de verdad nos duelen, y muy pocas*
> *las que consiguen alegrar el alma.*
>
> *Y son también muy pocas las personas*
> *que mueven nuestro corazón, y menos*
> *aún las que lo mueven mucho tiempo.*
>
> *Al cabo, son poquísimas las cosas*
> *que de verdad importan en la vida:*
> *poder querer a alguien, que nos quieran*
> *y no morir después que nuestros hijos.*

Capítulo 3
Lo merezco o no lo merezco: he ahí el dilema

I want it all, I want it now.

QUEEN

....

Una tras otra se suceden las visitas. A veces te tomas unos minutos de pausa. No solo para consultar el teléfono y ver que todo anda bien en casa. Sino para otear el horizonte, oír una canción, leer un poema o, simplemente, permanecer en silencio. Al final del día, te concedes un tiempo para volver despacio a la superficie. Te recuerda a la descompresión de los buzos cuando ascienden desde las profundidades del mar.

Llevas varios días con una frase de una paciente que, no sabes por qué, se te ha quedado grabada: «no lo merezco». Sientes que algo relacionado con ella repica en muchos relatos que llevas escuchando recientemente. Mientras caminas, te vienen a la mente algunas de sus variantes. «No merezco que me quieran», te dice una chica de 19 años que se autolesiona con frecuencia. «No tengo todo lo que merezco», se lamenta un hombre de 45 años, de acomodada posición económica y social, que tiene la impresión de que no le reconocen sus méritos laborales. «Me deben atender ya», reclama en el mostrador de la consulta un paciente quejoso por tener que esperar con motivo de la demora provocada por la atención a una urgencia inesperada. «Merecían mejor suerte», reflexionan a tu alrededor quienes han visto cómo una desgracia inesperada se abatía sobre unos conocidos. «No merezco vivir», sentencia una mujer de 68 años sumida en una grave depresión.

La etimología vincula la palabra *merecer* con *ganar*. ¿Tendrá que ver, por tanto, con los premios y castigos? En ese caso, ¿quién tiene la potestad de otorgar o denegar este tipo de recompensas? Y ¿de acuerdo con qué criterio? Además –reflexionas– tal vez no tenga que ver ni con un criterio de justicia ni con las ganancias o las pérdidas, sino con sentirse digno o no de tal suerte.

Los seres humanos tenemos la potencialidad de no ser esclavos de la urgencia del instinto. Trascendemos muchas limitaciones que la naturaleza nos impone, gracias al lenguaje y a la polimorfa e incesante creación tecnológica que nos caracteriza como especie. Somos conscientes, una vez superadas las fases iniciales de nuestro desarrollo, de nosotros mismos como seres únicos y distintos, así como de nuestra propia mortalidad. Además, transformamos la vida en una caja de múltiples resonancias, merced a nuestro mundo simbólico: tatuamos nuestra piel y arreglamos nuestro cabello; nos ataviamos con vestimentas no solo para protegernos del exterior, sino para transmitir significados, consciente o inconscientemente, a los demás; transformamos el juego en espectáculo; construimos viviendas de distintas formas; no paramos de cambiar el diseño de los objetos que nos ayudan en el día a día; nos comportamos de una determinada manera al comer o al conocer a alguien, según sea su rango social o nuestras expectativas; o sancionamos los eventos que marcan pasos importantes en nuestro devenir con rituales como el matrimonio o el funeral.

Tras la simbiosis placentaria con la madre, en la que no tenemos que reclamar nada para seguir vivos, salimos al mundo. Se habla de ese momento, desde el punto de vista literario e incluso psicológico, como del primer gran trauma. Sin caer en el dramatismo, es indudable que, a partir de entonces, la lucha por la supervivencia nos irá marcando en cuerpo y alma. Inicialmente, lloraremos o gritaremos cuando tengamos hambre, sed, sueño o nos encontremos mal. Mostraremos nuestra complacencia cuando, en cambio, nos sintamos cómodos o saciados. Paulatinamente, iremos perfeccionando nuestra comunicación con el entorno y, a medida que lo hagamos, también comenzaremos a aprehender los límites entre nuestro yo y el mundo.

Por lo que respecta al vínculo afectivo, desde el punto de vista evolutivo se concibe como un proceso en el que acontece una suerte de paulatina diferenciación de la unión primor-

dial con la figura materna o proveedora de cuidado. Nuestra
menesterosidad nos hace dependientes de los demás. Son
otros quienes, al inicio de la vida, nos alimentarán, limpia-
rán, abrigarán y premiarán y censurarán nuestra conducta,
aunque, con los años, vayamos emancipándonos, en mayor
o menor medida, de esta ligazón. También necesitaremos a
los demás a lo largo de nuestra vida, más aún cuando sobre-
vengan situaciones que comprometan nuestra autonomía.

El psicoanalista inglés Donald C. Winicott señaló que
las figuras de cuidado, especialmente durante la crianza,
cumplen varias funciones. Una de ellas es la «representación objetal», que, en términos amplios, es la imagen que
se nos transmite, a menudo de manera no verbal, sobre el
mundo, sobre los demás y sobre nosotros mismos. Más allá
de proveernos de necesidades fisiológicas básicas (*hand-
ling*), las figuras de apego deberían también sostenernos
afectivamente (*holding*). Esto último implica brindar consuelo o protección cuando la adversidad nos daña. No se
trata de complacer sin límite todos nuestros deseos, sino
de propiciar y cultivar un vínculo seguro (o «suficientemente bueno»). Este nos ayuda a regularnos emocionalmente
cuando la realidad no se pliega al principio del placer. Hace
posible, metafóricamente, regresar al campamento base
tras la ventisca, o ayudarnos a ir aceptando algunos, tantos «noes» sin dejar de tener presentes otros tantos «síes».
De manera que, poco a poco, ese lugar interno, más sólido,
en términos existenciales, que un espacio físico concreto,
comienza a formar parte de nuestro modo de estar-en-el-

mundo. Aunque ese tipo de vínculo suele establecerse de forma temprana, habitualmente en nuestra familia de origen, también puede no darse en ese momento, sino más adelante, en algunas relaciones íntimas que somos capaces de tejer a lo largo de nuestra vida.

Existen diferentes estilos de vinculación afectiva entre las personas. Como hemos dicho, las vivencias con las personas que nos cuidan en la infancia son cruciales a la hora de que se establezcan los diferentes tipos de apego (seguro, ansioso-ambivalente, «evitativo» o desorganizado). Depende, entre otros factores, tanto de los actores implicados como de la naturaleza de la relación que les une. En mayor o menor medida, el estilo vincular que tendemos a establecer a partir de entonces se actualiza durante la terapia. Como si se tratara del suelo básico que pisamos o de la forma habitual de caminar.

En todo caso, no está de más recordar que a todos, sea cual sea el tipo de relación que tendamos a establecer con los otros, nos habita un vacío. Inconmensurable. Nuestros afanes, proyectos e ilusiones pretenden, de algún modo, colmar esa carencia esencial. Pero es un esfuerzo en vano, en último término, porque nunca se sacia de manera continuada ni acabada. Al mismo tiempo, el afán de cubrir ese hueco, el deseo, es, precisamente, lo que nos impele a seguir viviendo. Nuestra existencia andará por unos u otros derroteros según nos relacionemos con esa realidad. También nuestra propia imagen, las distintas versiones de nosotros mismos, esas que nos decimos que somos o mostramos al mundo, se modelan, en gran medida, de acuerdo con esa falta y con lo que, a su vez, activa en nosotros, impelidos, aunque no seamos conscientes, a intentar colmarla.

En palabras de Fernando Colina, el deseo se rige por un principio fundamental: «El Deseo es deseo del otro». Esa sentencia tiene diversas maneras de ser dicha, puesto que el deseo: 1) transita de un objeto ya obtenido al siguiente por conseguir («deseo de otro deseo»), 2) nunca es del todo lo que anhelamos («deseo de un deseo diferente»), 3) entra en confrontación con lo que otros desean («deseo de lo que el otro desea»), 4) aspira a que seamos el objeto de anhelo de otro u otros («ser el deseo de otro»), 5) acaba por alienarnos cuando nos dejamos llevar por lo que en el ambiente se respira o en nuestro entorno se nos exige («el deseo de los otros»), en lugar de por lo que realmente queremos.

Bien es cierto que no todos los modos de estar-en-el-mundo acceden a esta dialéctica del deseo. Desde el punto de vista psicodinámico, influido notablemente por la atmósfera cultural europea del siglo XIX y primera parte del siglo XX, el deseo implica un cierto avance en el desarrollo afectivo de nuestro mundo interno. Es decir, nuestra estructura psíquico-corporal en interacción con lo que nos rodea van dando lugar a nuestra manera peculiar de relacionarnos con los demás y de comunicar lo que nos sucede. En las estructuras psicóticas, el afecto (pulsión) queda informe, sin llegar a poder ser elaborado por el mundo simbólico, inaccesible a la dinámica del deseo, que sí está presente, en cambio, en las estructuras neuróticas, mientras que la maduración de la pulsión se queda a medio camino en las estructuras límites, a merced de los vaivenes de la pasión.

El psicoanalista Friz Reinman, a su vez, habló esquemáticamente de las formas básicas de manifestación de la angustia en el ser humano. Señaló que oscilamos entre dos polos: la necesidad de depender o no de los demás –que asemejó a los movimientos de rotación y traslación de la Tierra– y la de evitar el cambio o anhelarlo sin descanso –como la diferencia entre la fuerza centrífuga y la centrípeta–. Estos estilos se van consolidando en nosotros según nuestra constitución, que evoluciona en continua interacción con las experiencias vividas. Podríamos decir que nuestro particular «talón de Aquiles» depende de qué es lo que más nos aterra, según el simplificado esquema polar que hemos descrito.

En todo caso, Marino Pérez, catedrático de personalidad de la Facultad de Psicología de la Universidad de Oviedo, señala que uno de los objetivos fundamentales de toda terapia –al menos en Occidente– sería ayudar al sujeto a trascender la «hiperreflexividad del yo» que nos embarga desde la Modernidad y que se ha extremado en el capitalismo tardío. En palabras sencillas, se trata de descubrir, habitualmente más allá de las palabras, que la Vida no está referida, ni mucho menos, a cada uno de nosotros. De hecho, todo –o casi todo– acontece más allá y más acá de nuestras voluntades y de la lógica del «me es debido».

El énfasis en el individuo autónomo, racional, hecho a sí mismo y que alcanza sus metas permea el imaginario colectivo de nuestra época. A su alcance debe estar, de manera inmediata, todo lo que desea; ya sean bienes de consumo, servicios o personas. Los demás solo son necesarios en tanto orbitan a su alrededor. Y ni él, ni los objetos o seres que le rodean deberían tener defectos. Se trata de un sujeto con muchos más derechos que deberes. Pero, como la realidad no es así ni mucho menos, esta creencia que permea inconscientemente el *modus vivendi* de las sociedades de la cuarta revolución industrial es una de las principales fuentes del malestar que presentan sus ciudadanos. Para darse cuenta de ello, es necesario detenerse. Porque el runrún, sin tregua, en el que tiende a convertirse nuestra vida nos impide hacerlo.

La Vida en mayúsculas tiene sus modos y sus tiempos, ajenos a nosotros, mal que nos pese. Lejos de lo que pueda parecer a simple vista, asumir, de verdad, que el mundo no pivota a nuestro alrededor no es un descubrimiento trágico, sino que nos acaba, de algún modo, sosegando. Y no de manera transitoria. Esta idea tiene cierto parentesco con la noción desapego del budismo. No se trata de un mero desentenderse de lo que sucede a nuestro alrededor, ni de una falta de compromiso con lo que nos rodea. Tampoco cabe imaginar que dejaremos de tener anhelos de todo tipo. Se trata de aceptar que la Vida es, en grandísima medida, independiente de cada uno de nosotros. Y lo que suceda, en la mayoría de las ocasiones, no se regirá por la lógica de la justicia o de la recompensa, ni tampoco se amoldará a nuestros deseos.

En todo caso, más allá del vacío radical que a todos nos conforma, hay personas para las cuales este se convierte en una sima de la que no pueden salir. La propia constitución, la negligencia emocional o el maltrato en la infancia, así como diversas experiencias traumáticas a lo largo de la vida, en las que se quiebra la confianza básica en uno mismo y en los demás, pueden dificultar, seriamente, la capacidad de regularnos emocionalmente y de resistir a las adversidades. Empleando una metáfora arquitectónica, en algunas personas se ha producido una quiebra fundamental en la estructura de su ser. Como consecuencia de ello, emerge una soledad difícil de paliar con nada de lo exterior, un conducirse que se traduce en la dificultad de aceptarse y, muy a menudo, de convivir con los demás.

En esa fosa prenden, con facilidad, la denigración propia o ajena, el resentimiento, la culpa desmedida, la envidia o el recelo. Es un lugar del que brotan impulsos de destrucción, contra uno mismo o contra otros, que adoptan diferentes máscaras. No es infrecuente que ese sufrimiento intenso se intente paliar con conductas compulsivas, entre ellas, las adicciones. La imagen propia, de los demás y del mundo aparece distorsionada. Son personas que rezuman desdicha. La existencia a su lado se vuelve gravosa.

En estos casos, la afirmación de «no merecer» o de «merecerlo todo» no es una mera confusión sobre el hecho de que no seamos nosotros, sino la Vida, la que, en último término, nos gobierna. Sino que aquí traduce el sentir, por decirlo poéticamente, de corazones profundamente dañados.

Y cuando la falla es tan honda no suele ser fácil llegar a resta-
ñarla, siquiera parcialmente. De hecho, muy frecuentemente
quien permanece en ese abismo se resiste a recibir ayuda. A
veces, la terapia se limita a ser un lugar donde el sujeto puede comenzar a liberarse del círculo infernal en el que está
atrapado.

En otras ocasiones, el desplome, la sensación de no merecimiento radical se produce como consecuencia de un
cataclismo inesperado en el devenir de una persona. Así
sucede en las depresiones que se calificaban, hace años,
como «endógenas», por no haber razón, aparente, para su
desencadenamiento; quien nos consulta lo hace sumido en
un estado de completo abatimiento, expresando la vivencia de un colapso de la vitalidad, al tiempo que su pensamiento queda atrapado en bucles autodestructivos, muchas veces sin correspondencia con la realidad, o bien se
siente paralizado ante ellos, incapaz siquiera de verbalizar
una angustia que en algunas ocasiones supera el registro
del lenguaje.

Cuando se producen vivencias de claudicación personal, ya sea motivada (por adversidades vitales de diversa
índole) o inmotivada (como en el caso de la depresión «en-
dógena» que acabamos de describir), la mente puede acabar por adentrarse en un túnel «mental» donde cualquier
otro motivo para seguir viviendo deje de ser considerado.
Y cuando la angustia interna o el dolor psíquico se tornan
intolerables, el suicidio puede comenzar a verse como la
única salida que permita el cese definitivo de ese desaso-

siego. La labor de los terapeutas, cuando se alcanza ese nivel de sufrimiento, es intentar desandar con el paciente esa vivencia de «callejón sin salida» en la que se encuentra, ayudándole, siquiera a tientas, a considerar otras opciones que le vinculen a la vida. Para ello será imprescindible hacerse cargo de su singularidad, de cómo ha llegado a esta situación, de las características de lo que siente y de qué recursos personales y relacionales tiene a su alcance para hacer frente a su desesperación.

....

Tal vez por todo lo anterior o sin una razón precisa, algunos días te escapas a ver el mar. No das explicaciones a nadie. Coges el coche y lo detienes frente al azul inmenso. Los días en que hay borrasca, contemplas cómo rompe la espuma con fuerza contra las rocas. Tras un rato con la vista fija en el horizonte, cierras los ojos. Dejas que la brisa te acaricie. Escuchas el vaivén de las olas en la orilla. Tu cabeza se vacía de contenidos, se aligera. El Mediterráneo te lleva millones de años de ventaja y seguirá cuando tú ya no estés. Pero en ese preciso instante, os volvéis uno. No solo él y tú, sino todo lo que os circunda. Sientes cómo tu corazón se va calmando. La respiración se acompasa al ritmo de la marea. Te sientes viva. Un día más. Sin un porqué.

Y, al regresar a casa, te vienen a la cabeza los versos de Alberto Caeiro –uno de los heterónimos de Fernando Pessoa–, cuando, al preguntarse por el sentido de las cosas, respondía:

El misterio de las cosas, ¿dónde está?
Si apareciese, al menos,
para mostrarnos que es misterio.
¿Qué sabe de esto el río, qué sabe el árbol?
Y yo, que no soy más, ¿qué sé yo?
Siempre que veo las cosas
y pienso en lo que los hombres piensan de ellas,
río con el fresco sonido del río sobre la piedra.

El único sentido de las cosas
es no tener sentido oculto.
Más raro que todas las rarezas,
más que los sueños de los poetas
y los pensamientos de los filósofos,
es que las cosas sean realmente lo que parecen ser
y que no haya nada que comprender.

Sí, eso es lo único que aprendieron solos mis sentidos:
las cosas no tienen significación, tienen existencia.
Las cosas son el único sentido oculto de las cosas.

Capítulo 4
En cuerpo y alma

Yo te arrojé de mi cuerpo,
yo, con un carbón ardiendo.

–Vete.

Madrugada.
La luz muerta en las esquinas
y en las casas.
Los hombres y las mujeres
ya no estaban.

–Vete.

Quedó mi cuerpo vacío,
negro saco, a la ventana.

Se fue.

Se fue doblando las calles.
Mi cuerpo anduvo sin nadie.

RAFAEL ALBERTI

....

Vestido con un pijama azul, en el que está bordado el logo del hospital correspondiente, usted no es sino una entre tantas personas que permanecen horas, días, o incluso meses, en sus dependencias. Para identificarle, le han puesto una pulserita desechable de papel resistente donde constan su nombre y apellidos, y un código de barras. Así no habrá confusión con respecto a quién corresponden las pruebas que le realicen o los tratamientos que le prescriban. Se le asigna un número de cama, bien en el pasillo o en el box de Urgencias, bien en una planta de hospitalización. Ese procedimiento administrativo borra la identidad que le define más allá de las paredes del hospital. A partir de entonces, otros serán los que decidan los horarios de higiene personal y de visita, los turnos de comida y las horas de descanso. Desfilarán por su habitación desde el personal de limpieza al equipo de enfermería o los médicos. A menudo, a las horas previstas, aunque no siempre. Tampoco verá a diario los mismos rostros. Está a merced de las personas a quienes se encomienda su cuidado. Pese a todo, procura imaginar una suerte de rutina que le permita anticipar qué pasará a lo largo del día y la noche.

Si todo lo que le está sucediendo le desborda emocionalmente, puede que el equipo asistencial que le atienda solicite una valoración psiquiátrica o psicológica. Es lo que se denomina, en el argot médico, una interconsulta. Dicha evaluación puede estar indicada, por ejemplo, si estaba en tratamiento psiquiátrico previo, cuando hay dependencia de alcohol u otras drogas, cuando expresa ideas de suicidio o cuando su

conducta o su discurso se vuelven extraños, agitados o impre-
visibles. No obstante, en el ámbito clínico se va imponiendo
la tendencia a pedir que acuda un técnico «experto en la escucha» cuando alguien se siente abrumado por su situación
y quienes le atienden no disponen de tiempo o «preparación»
para hacerse cargo de ese malestar.

En esas circunstancias comparece ante usted un profesional
psi. Le pregunta por cuestiones fundamentales: su familia, su
forma de ser, su ocupación, los hitos de su biografía y otros
avatares de su existencia. También abordan juntos cómo se
siente, cómo afronta lo que le sucede y qué puede hacer al
respecto. Aunque sea, al fin y al cabo, una extraña, esa persona de algún modo, siquiera brevemente, contacta con su
singularidad. Finalmente, le tranquiliza al comunicarle que
no tiene una depresión, que la zozobra que siente no es un
trastorno mental. Se trata del sufrimiento asociado, de forma normal, al enfermar. Y añade, en disonancia con el imperativo categórico del bienestar omnímodo en el que andamos
inmersos, que contactar con dicho malestar no es patológico.
Incluso va más allá. Si es capaz de atravesarlo, su capacidad
de contemplar lo esencial de la vida puede que se haga más,
y no menos, lúcida. El profesional psi acaba finalmente coor-
dinándose con el equipo que se encarga de su cuidado para
transmitirles también lo que acaba de comentar con usted:
que no presenta un trastorno mental. Esa clarificación se en-
marca en la función de «enlace» del psiquiatra (o psicólogo)
con los profesionales que le atienden.

Aunque la práctica clínica ultramoderna parezca haberlo olvidado, resulta que enfermamos en cuerpo y alma. Y siempre en unas circunstancias determinadas, no en abstracto. Cuando nos sucede, necesitamos que, quien se ocupe personal o profesionalmente de nosotros, sea consciente de esa realidad y actúe en consonancia. No atendemos meramente un cáncer de pulmón o una esclerosis múltiple, sino a personas en cuya biografía impacta ese evento trastocando, especialmente cuando es grave, anhelos y planes, afectando de uno u otro modo a sus relaciones significativas, así como a la visión de sí mismos, de los demás y, en último término, de la vida.

Las maneras de afrontarlo son variadas y suelen evolucionar en el tiempo. Hay quienes recurren a la negación como forma de sobrevivir. Otros se estancan en la ira o la tristeza. Pero son muchos los que acaban transitando, de manera más o menos consciente, por diversos estados emocionales hasta acabar contactando con la realidad de su/nuestra propia fragilidad esencial. A veces, no de manera definitiva, porque nuestra intimidad es compleja y cambiante. Lo ideal es que la aceptación no se limite a una mera resignación, sino que conlleve una actitud decidida sobre qué hacer o dejar de hacer con respecto a lo que nos acontece. Precisamente por ello se aconseja eludir el término *paciente*, que denota una cierta pasividad, y reemplazarlo, entre otros, por el de *enfermo* (del latín *infirmus*, el que ha perdido firmeza, siquiera temporalmente).

Respiramos, ingerimos alimentos, bebemos, orinamos, defecamos, sudamos. Sentimos calor y frío. Dormimos y estamos despiertos. Nos apareamos, besamos, acariciamos. Parimos y amamantamos. Algunas zonas en las que se produce ese intercambio con el medio que nos rodea (colon, piel, vagina, boca) están recubiertas de millones de microorganismos a los que denominamos *microbiota* (o vida minúscula). El armazón de nuestro esqueleto, cubierto de músculos, cartílagos, piel y faneras (cabellos, vello, uñas), nos sostiene y confiere –junto con otros elementos como la altura, el peso, el color de la piel o del iris– nuestra forma visible. Diversas mucosas cubren los orificios que nos comunican con el exterior. Nuestras células se renuevan y desaparecen a distintos ritmos, provocando los cambios que suceden en cada etapa vital (nacimiento, infancia, adolescencia, juventud, edad adulta y senectud). En nuestro interior nadan diversos fluidos que pueden salir de él, como cuando sangramos o lloramos. Nos defendemos de las agresiones del exterior gracias a la inflamación o la fiebre. Los diversos sistemas de nuestro cuerpo se acoplan en una armonía silente e incesante, comunicándose gracias a sustancias como las hormonas o los neurotransmisores.

Todo este equilibrio dinámico, que denomina la hermosa palabra, de origen griego, *homeostasis*, puede quebrarse. A menudo, como resultado de una «transformación silenciosa», como apunta el filósofo francés François Jullien. En la enfermedad se trastocan nuestros ritmos, se nos disparatan o descienden los niveles deseables de diversas sustancias o elementos, las células se reproducen sin freno, se desboca la electricidad que gobierna el ritmo de nuestro corazón o se afectan las señales que comunican a las neuronas. El desequilibrio puede ser sutil o manifiesto. La mayoría de las veces las alteraciones son transitorias y pueden revertirse (alostasis), pero finalmente, por una u otra razón, el desplome es inapelable. Ya que, de momento, no hemos podido revertir nuestra condición mortal.

En su ensayo *La enfermedad y sus metáforas*, Susan Sontag nos recuerda:

> La enfermedad es el lado nocturno de la vida, una ciudadanía más cara. A todos, al nacer, nos otorgan una doble ciudadanía: la del reino de los sanos y la del reino de los enfermos. Y aunque preferimos usar el pasaporte bueno, tarde o temprano cada uno de nosotros se ve obligado a identificarse, al menos por un tiempo, como ciudadano de aquel otro lugar.

Algo que también Miguel Torga, escritor portugués, apuntó con tono amargo y lúcido en sus diarios:

> El mundo está felizmente poblado por una mayoría de hombres sanos. No digo sanos como mandaba el ideal griego, sino sanos en relación con la enfermedad que da dolor, que corroe al enfermo en cuerpo y alma. Por eso acaba por no ser legítimo pedir al prójimo, aunque sea él un amigo, la contemplación paciente de nuestros males. Paciente y comprensiva, porque también la comprensión es necesaria. Sin ella, ¿cómo podría una multitud de tipos saludables, de individuos que tienen la certeza fisioló-

gica de sesenta años garantizados, entender la angustia con que un tísico, por ejemplo, bebe el sol de la tarde que sus células no esperan ver mañana?

Poca gente prestó atención, ciertamente, a uno de estos pinos que crecen en los acantilados, fustigados sin piedad por el viento, y a los que el mar continuamente traiciona desnudando su raíz. Pero quien por casualidad lo haya hecho debe haber notado que este pino con la muerte permanentemente rondándole es un generador constante y febril de piñas. Ya que todo él se retuerce y se concentra para extraer de su vida, de su vida de pino, lo que un pino, en verdad y honradamente, puede dar: piñas. [...]

Es esta conciencia punzante de lo transitorio, de la urgencia de las horas, que la enfermedad trae a quien la soporta la que los sanos nunca podrán entender ni mitigar.

Bien es verdad que hemos conseguido alargar nuestra esperanza de vida media y un gran número de personas ha logrado mejorar la calidad de esta. Al menos, en muchos países desarrollados. Lo que, junto a los cambios que hemos ido provocando en la atmósfera que nos envuelve, en la alimentación, en nuestras viviendas, en la higiene y gracias también a los avances terapéuticos, ha dado lugar a un nuevo escenario. Duramos más de lo esperable. Más allá de lo que nuestra naturaleza, por sí misma, era capaz de conseguir hasta hace poco más de dos siglos. De ahí que nos enfrentemos a dolencias emergentes, a mayor cronicidad y a discapacidades que no estarían presentes si no hubiéramos sido capaces de hacer frente a las diversas noxas a las que la naturaleza exterior o nuestro propio cuerpo nos exponen.

Cuerpo y mente no son realidades mutuamente afectadas entre sí, como compañeros de baile, sino que conforman una compleja unidad. Somos «mentes incorporadas», en continua interacción, cambiante, bidireccional y compleja (enactiva), con nuestro entorno. Somos también «mentes extendidas», más allá de nuestros contornos visibles. No solo gracias a los artilugios técnicos, sino a todos los soportes donde nuestros contenidos mentales se depositan y con los que interaccionamos. Y también a las acciones comunicativas con los demás.

Por el hecho de ser animales con conciencia de nuestros estados y de nuestra condición mortal, la reflexión en torno a cómo se ensamblan las dimensiones de nuestro ser, en especial el cuerpo y la mente, ha estado presente en todas las épocas. No en vano, en las prospecciones de yacimientos de nuestros antepasados más remotos, la persistencia de indicios de culto a los muertos o de cuidado relacionados con el enterramiento se consideran un signo distintivo de nuestra especie. Dichas conductas reflejan la capacidad de anticipación con respecto al futuro y de simbolización, lo que implica a su vez una sustracción al mero instinto o al presente explícito.

Los griegos, con su lucidez habitual, se referían con la palabra *soma* al cuerpo «deshabitado», por decirlo poéticamente. Mientras que con la palabra *psique* se referían al aliento vital que escapaba con la expiración del moribundo y que, finalmente, acababa transformándose en una mariposa. Las culturas semíticas también diferenciaron la «carne» del «espíritu». Los fenomenólogos alemanes, a principios del siglo XX, usaron dos términos para designar esos dos estados de una misma realidad: *körper* designaría al «cuerpo objeto» –explorable, visible–, mientras que *leib* se emplearía para referirse al «cuerpo sujeto» –vivido, invisible–.

A diferencia de lo que han postulado diversas tradiciones dualistas, desde el pitagorismo al cristianismo, pasando por el platonismo y todas sus versiones remozadas, de uno u otro modo, a lo largo de los siglos, cuerpo y mente no están desensamblados. No se trata de una nave pilotada por un alma (*anima*, en latín). Ni tampoco, como diría Descartes, de dos entidades distintas: una concreta, tangible (*res extensa*), y otra (*res cogitans*) no evidente, esquiva a las miradas inmediatas. Durante mucho tiempo, no se puso en cuestión esa disociación, puesto que permitía creer en la inmortalidad, al menos, de una de esas dos realidades: la invisible. Pues, a todas luces, resultaba evidente que el cuerpo moría y acababa por descomponerse.

A lo largo de los últimos dos siglos, y más aún desde el advenimiento de la computación iniciada a mediados del siglo XX, el cuerpo ha pasado a quedar relegado a un ámbito separado del binomio mente-cerebro. Desde entonces, diversas corrientes filosóficas han revivido, con nuevos andamiajes, la tensión entre seguir manteniéndolos disociados, reconocerlos como una unidad indisoluble o sortear el dilema con soluciones intermedias, como el «emergentismo».

En su lúcida revisión sobre la historia de las conceptuali-
zaciones del cuerpo en Occidente, Pedro Laín Entralgo planteó cómo puede ser que la misma materia de la que estamos
hechos sea también capaz de pronunciar discursos, planifi-
car guerras, componer versos o canciones, diseñar puentes,
maquinar venganzas, hacer declaraciones de amor, mantener compromisos, redactar constituciones para organizar la
vida en sociedad, dialogar hasta el anochecer o maravillarse
ante un paisaje. Para ello tomó prestadas algunas nociones
de la antropología del filósofo español Xavier Zubiri.

La materia viva se organiza de manera cada vez más compleja. Así, las proteínas dan lugar a las células que, a su vez,
se agrupan formando tejidos. La combinación de estos da
lugar a los órganos, que se asocian específicamente para formar organismos. En los seres humanos aparece un nuevo
nivel de organización de la materia, la conciencia reflexiva
y simbólica, que puede denominarse «materia organizada
personal». En ese gradiente de creciente complejidad, cada
nivel supone un salto cualitativo con respecto al anterior. En
cada escalón, por así decirlo, el todo resulta más que la suma
de las partes. Además, como nos ha hecho ver la física pos-
newtoniana, materia y energía son dos aspectos de la misma
realidad. Mientras que la primera confiere la estructura, la
segunda propicia el cambio. El filósofo Spinoza apuntó, con
acierto, que «pensamiento y extensión» eran atributos de la
substancia infinita.

Usemos la escritura como analogía. Las letras dan lugar
a las palabras. Estas, a las frases con las que podemos escri-

bir párrafos que se ensamblarán en capítulos, y estos compondrán, finalmente, un libro. Los métodos para analizar los distintos niveles de organización del lenguaje no son los mismos. Así, *El Quijote* es más que todas las letras, palabras y párrafos que lo componen. Al imbuirnos en su relato, entramos en una dimensión diferente que al deletrearlo. Pero, para una y otra, sigue siendo necesaria la materia escrita. Sea sobre papel o pantalla. Incluso recitada o representada. Por otra parte, ese texto no es ajeno a haber sido redactado en castellano por Miguel de Cervantes en el siglo XVII en España. Ni tampoco puede ignorarse todo lo que ha generado desde su publicación. Desde ensayos a traducciones, pasando por su plasmación artística en géneros tan dispares como la pintura, la escultura, los dibujos animados o el cine. Es decir, el libro no puede desgajarse tampoco de su contexto de creación ni del complejo proceso cultural y social que acaba desencadenando tras de sí. Tampoco del impacto en individuos concretos que lo han leído y lo siguen leyendo, cada uno con sus peculiaridades y circunstancias, desde que fue publicado por primera vez.

Esperamos que el decurso anterior nos permita comprender con mayor claridad que no tiene sentido separar cuerpo, mente y contexto. Ni trazar la línea divisoria, exclusivamente, entre la mente y el cerebro, y de ambos con el cuerpo. Tampoco se debe atomizar este en diversos sistemas, en compartimentos estancos independientes entre sí. Ni se puede descartar el contexto en esta ecuación. Debemos ser conscientes del nivel de la materia al que nos referimos, y adecuar nuestros métodos y conclusiones a dicho marco. Así, cuando mostremos una neuroimagen funcional de la depresión o hablemos de su correlación con las alteraciones en la microbiota, no podemos ignorar que estamos refiriéndonos solo a uno de los niveles de organización de la materia. Percepción condicionada, a su vez, incluso en lo estrictamente físico, por los medios con los que captamos dicha dimensión de la realidad. Por recurrir de nuevo a la analogía literaria, estaremos hablando de las letras. Que son cruciales, por supuesto, pero no son todo. Ese rigor es el que se echa en falta, en todo tipo de foros, cuando se proporcionan explicaciones unívocas a asuntos de indudable complejidad.

Se ha reprochado a la psiquiatría que, al hacer referencia a las «enfermedades mentales» o prescribir fármacos, esconde aviesas intenciones cuyo propósito último es sustraer el papel de cada quien con respecto a lo que le sucede, además de beneficiar a los intereses de la industria biomédica. Puesto que, si consideramos que lo que le ocurre es meramente una «enfermedad», bastará tomar un fármaco para resolver el síntoma, resultando superfluo cualquier cuestionamiento sobre el papel del individuo y de su contexto tanto en la aparición como en el mantenimiento de la situación.

Este argumento puede rebatirse usando un ejemplo histórico. Durante mucho tiempo, la epilepsia fue considerada una manifestación de fuerzas divinas, ya fueran benévolas o malvadas. Ahora nos escandalizaría abordar así a quien nos consulta por ello. De hecho, cuando intentamos indagar sobre el porqué y el cómo se producen determinados fenómenos, estamos avanzando en una comprensión más atinada de estos con la pretensión de ser más certeros al intentar ayudar a quien esté en esa situación. Conocer mejor también puede contribuir a «desestigmatizar», dejando de atribuir el origen de algunos trastornos mentales a la mayor o menor virtud moral de cada persona o a fuerzas indomeñables. Y esto no implica abogar por el desentendimiento del protagonismo de cada persona en relación con su realidad, sea la que fuere.

Los investigadores Mc Hugh y Slavney proponen cómo salir del atolladero del dilema maniqueo entre «trastorno» y «enfermedad» mental. Si abordamos las manifestaciones psíquicas alteradas en una demencia, nos será útil el modelo de enfermedad. En cambio, aún no estamos en condiciones de usar el mismo abordaje para abordar cuadros como un brote psicótico, una depresión mayor grave o un episodio maníaco, tanto en el momento agudo como en su evolución a lo largo del tiempo. Lo mismo sucede con las adicciones. Pero se trata de ir afinando el campo de investigación en este sentido, aunque sean necesarios modelos de mayor complejidad que los que se emplean para otras dolencias. Muy diferente es el trastorno que emerge como consecuencia de una adversidad vital (aunque acabemos presentando síntomas de ansiedad o de depresión). Por no hablar de cuando lo que abordamos son las manifestaciones y consecuencias de una forma consolidada de estar-en-el-mundo (la personalidad), resultado de la confluencia del temperamento y el carácter, que acaba comportando sufrimiento propio o ajeno.

Con propósitos didácticos, proponemos emplear el esquema simplificado mente-cuerpo-contexto como un triángulo figurado que representa nuestra complejidad. A veces tendrá mayor peso específico en la manifestación sintomática alguno de sus vértices. Es importante tenerlo en cuenta. Pero siempre participan los tres. Tanto en su génesis como en sus manifestaciones, o en lo que concierne a nuestra respuesta ante lo que nos sucede. Y este enfoque holístico no solo debería permear la psiquiatría, en particular, sino las ciencias de la salud, en general.

La medicina psicosomática propugna, precisamente, adoptar esa concepción integral del ser humano al acompañar a cualquier enfermo. Y bien podría decirse que la buena medicina, a partir de ahora, o será psicosomática, personalizada y enraizada en el contexto, o no será. No solo tiene implicaciones técnicas o científicas, sino también políticas, en un sentido más amplio que la mera representación parlamentaria.

Capítulo 5
A propósito del cuidado

Ama y haz lo que quieras.

San Agustín de Hipona

Puede ser que le acose una experiencia angustiosa e inefable que, pasado un tiempo, cristalice en la sensación de que toda la realidad, sin filtros, se refiere a usted y le lleve a construir un delirio que le permita dar sentido al perjuicio que recibe o le entronice como protagonista de una misión que le distingue del resto de los mortales. En ambos casos, esa vivencia le resulta intraducible y acentúa, más aún, su soledad radical.

O puede suceder que viva a merced de un tiovivo de emociones extremas, de una querencia improrrogable e insaciable por el afecto del otro, sin límites en cuanto a la intensidad de unas pasiones que sacuden su identidad frágil, basculando sin medida entre la omnipotencia y la devaluación sin mesura, lo que dificulta enormemente su convivencia consigo mismo y con los demás.

En otras ocasiones, es la esclavitud de depender del alcohol, de las drogas o de otras actividades (juegos de azar, uso de internet, uso del móvil...) la que le impele a pedir ayuda. A cambio de ofrecerle un placer efímero y un sucedáneo de evasión de la realidad, ese aparente aliado ha acabado por malograr su vida. Su astucia le ha llevado a creer que es usted quien controla sus actos, cuando sucede justo al revés. Y se encuentra, cada vez más, a expensas de su tiranía.

Tal vez consuma su día a día en la necesidad de cerciorarse continuamente de la limpieza de sus manos, de la seguridad de su domicilio o de que no ha dejado nada al azar, por lo que queda aprisionado en rituales que pretenden conjurar, de algún modo, esa radical incertidumbre que acompaña a nuestra existencia, desde lo más cotidiano a lo más elevado. Estrategias que acaban por anegar su mente en un carrusel de obsesiones y comprobaciones incansables, nunca suficientes para conjurar su desasosiego.

Quién sabe si, en cambio, lo que le impele a pedir ayuda sea ese no llegar a sentir satisfacción con nada de lo que obtiene, ya sea una nueva relación sentimental, los hijos que acaba de tener después de un largo proceso de fertilización o un ansiado puesto de trabajo. Una y otra vez, alcanzado su objetivo, le abate una sensación de fracaso o de tristeza difusa, pues nada ni nadie le resultan del todo suficientes. Solo se siente algo mejor durante la escalada, cuando su

empeño se centra en recabar el interés del otro o en conse-
guir lo que anhela.

....

Estos u otros tantos pueden ser los motivos que le hayan llevado a sentarse frente a un profesional *psi*. Más allá de algunas leyes generales que rigen los fenómenos psíquicos, el
malestar adopta siempre una manifestación particular, pues
cada persona, con sus peculiaridades y avatares, es irrepetible. Como también quien le atiende. De ese cruce de singularidades y del tipo de interacción que se dé entre ambos
dependerá la naturaleza de ese acontecer único que tiene
lugar en cada encuentro terapéutico.

En términos generales, el psicoanalista Jacques Lacan
plantea que «toda demanda es una demanda de afecto».
Pero, a nivel pragmático, Manuel Villegas nos ayuda a delimitar las motivaciones que subyacen consciente o inconscientemente a las peticiones de ayuda. De acuerdo con ello,
distingue los siguientes tipos de demandas: necesidad de
confirmar su propio criterio (demanda confirmatoria); esperar que con la terapia se solucionen todos sus problemas (demanda mágica); procurar un mero alivio de los síntomas sin
detenerse a cuestionarse la causa de los mismos (demanda
sintomática); no saber muy bien qué busca (demanda ines-
pecífica); haber identificado ya algunos problemas que desea abordar más a fondo (demanda específica); buscar satis-
facer, en la relación terapéutica, necesidades de dominancia
o conseguir fines espurios (demanda perversa); provocar la

implicación de una tercera persona en su proceso (demanda
vicaria), o perjudicar a otra persona gracias al diagnóstico o
al tratamiento (demanda colusiva). Puede suceder también
que sea un tercero quien le inste a ello (no demanda), o bien
que le derive otro profesional, pues no encuentra la forma
de ayudarle (demanda delegada). Este análisis preliminar
es crucial. Permite acotar las ansias de intervencionismo
terapéutico a toda costa. Muchas veces, tomar conciencia
de ello y hacerlo explícito permite ajustar las expectativas
propias y ajenas con respecto a nuestra actuación. Puesto
que hay peticiones que no pueden ser satisfechas.

No obstante, en muchos casos, lo que el terapeuta procurará, al acompañarle, es que su demanda se convierta
en algo auténtico que resuene verdaderamente en usted. Y
no es infrecuente que buena parte de la terapia se centre,
precisamente, en lograrlo. En otras ocasiones, cuando vive
fenómenos que se alejan del rango de lo «comprensible», el
clínico también procurará aliviar dichos síntomas (a menudo, con psicofármacos) para no dejarle a merced de una
locura que, en su paroxismo, puede acabar por disgregar su
identidad en un cúmulo de sensaciones fragmentadas sobre
sí mismo y el mundo, llevarle a la autodevaluación extrema
o a la euforia sin límites, o bien motivar un paso al acto con
el que pretenda liberarse de los responsables de una trama
contra usted que, pese a su certidumbre, no existe. En último término, ese es el motivo por el que le dará medicación
cuando sea necesario; también es la razón principal de que
procure, en la medida de lo posible, preservar el vínculo te-

rapéutico y acompañarle en su travesía por los extravíos de la locura.

Sea cual sea la forma en que se produzca esa interacción, un ingrediente esencial del espacio terapéutico es el relacionado con el cuidado. La reflexión filosófica contemporánea en torno al mismo floreció, sobre todo, a partir de la segunda mitad del siglo xx, con autores como Paul Ricoeur, Pierre Hadot o Michel Foucault, quienes reavivaron el interés por un asunto central en el pensamiento clásico; en especial, durante el período helenístico en las escuelas que preconizaban un estilo de vida «bueno» (*eudaimonía*). En la Antigüedad clásica, la filosofía no se limitaba a un mero razonar ni al academicismo; tampoco el cuidado se circunscribía a velar por el propio bienestar corporal y mental, sino que se trataba, principalmente, de un modo de conducirse en la vida y de hacer posible el bien común. De ahí su vertiente ética y política.

En un sentido más ontológico, Martin Heidegger alude al «cuidado de sí» como elemento cardinal del ser humano, pues, a diferencia de otros animales, nos concierne nuestra propia muerte. No nos trae «sin cuidado» vivir, por decirlo con otras palabras, de ahí nuestra situación, casi permanente, de estar ocupados y preocupados. Bien es cierto que esa acepción de cuidado puede conducirnos al solipsismo existencial, a la mera preocupación por lo mío. Pero también es cierto que hacernos cargo de nuestra condición limítrofe es una de las raíces del pensar. Al fin y al cabo, en terapia reflexionamos sobre lo que sea que nos sucede. Y eso mismo es lo que transforma ese encuentro en un ámbito de cuidado esencial de lo que somos. No solo como catarsis, sino de acuerdo con el sentido aristotélico de dar lugar (o imaginar) otros posibles. De algún modo, gracias al diálogo terapéutico, podemos activar potencialidades propias que aún no se han puesto en acto, siempre con la finalidad de ayudarnos a vivir mejor. En ocasiones, ese encuentro le puede ayudar a considerar cómo contemplar su realidad desde otro punto de vista. O tal vez sea, simplemente, un lugar donde compartir las diferentes formas de sinrazón con la finalidad de poder escapar, de algún modo, de su despotismo. La terapia es un lugar de colaboración, no de imposición, donde nos damos cuenta de lo complejo que es vivir.

En todo caso, para que el cuidado propio y de los pacientes pueda tener lugar, es indispensable dignificar la manera en que desarrollamos nuestro cometido. En los últimos años, especialmente tras el impacto de la Gran Recesión de 2008 en la financiación de la sanidad pública en nuestro país se han ido deteriorando a marchas forzadas nuestras condiciones de trabajo. La altísima presión asistencial en los dispositivos de salud mental ambulatorios, de urgencias y hospitalización de agudos y media o larga estancia no se acompaña ni de un aumento de los recursos materiales ni de la contratación de más personal para poder afrontarlo o para dar lugar a otras alternativas terapéuticas que potencien el abordaje interdisciplinar y se acomoden, en lo posible, a la realidad de cada sujeto que atendemos. Tampoco ha mejorado el reconocimiento –económico y social– al quehacer de los profesionales. Este no debería depender de los resultados de indicadores «cuantitativos», como si de una cadena de producción se tratara, sino de incorporar la valoración «cualitativa» de la atención dispensada. Además de considerar cómo se encuentran los profesionales de la salud en ese contexto. No debe ruborizarnos afirmar que resulta perverso depositar solo en la «resiliencia» de los profesionales el sostener las mínimas condiciones para que un sistema sanitario como el nuestro pueda seguir ofreciendo su servicio a la sociedad de manera digna.

Dejando a un lado esta reflexión y centrándonos más en cómo trabajamos, puede hablarse de la confluencia de tres éticas en nuestro quehacer. Una, la ética «principalista»: es la que nos lleva a respetar al paciente como sujeto autónomo (mientras mantenga su capacidad para ello), procurando su bien (beneficencia) y evitando su perjuicio (no maleficencia, de acuerdo con el aserto: *primum non nocere*), así como también promoviendo la equidad en la dispensación de recursos de atención clínica.

Esta ética, de cariz fundamentalmente deontológico, o, por decirlo así, legalista, se complementó, gracias sobre todo a las corrientes feministas de los años ochenta, con la denominada «ética del cuidado». Preconizada en el ámbito sanitario –especialmente en enfermería–, tratar «bien» no se limitaría a respetar los principios antes mencionados, sino que implicaría ejercer con compasión, es decir, sintiéndonos concernidos por el sufrimiento de alguien a quien tratamos en su singularidad y haciendo algo con respecto a ese malestar.

En las últimas décadas, la ética asistencial se ha enriquecido con la denominada «ética de las virtudes». Más allá de las virtudes dianoéticas que, según Aristóteles, tendrían que ver con el saber más «teórico» (qué hacer), son necesarias las virtudes éticas, las que tienen que ver con la praxis (el cómo), esas que se fomentan con el hábito, aspiran al término medio (mesotés) y procuran la ejemplaridad en la conducta.

El terapeuta virtuoso o ideal nunca es plenamente alcanzable, pero nos sirve como modelo; bien podría ser, como señala Giovanni Stanghellini, el que propone Martha Nussbaum al hablar de cómo sería el «buen ciudadano» de nuestro tiempo: 1) preocupado verdaderamente por el otro («me importas»); 2) capaz de vislumbrar qué se siente estando en su situación; 3) comprometido en entender las acciones de los demás como manifestaciones de su manera de vivir; 4) implicado en desarrollar una escucha que permita que se desenvuelva («mayéutica») el relato de cada persona que atiende, y 5) concernido en ayudar al paciente a dotar de sentido a sus historias y a que tome un papel activo con respecto a lo que le sucede.

Por otra parte, a quienes nos dedicamos al cuidado de los demás nos suele pasar lo que el refranero popular resume en la sentencia: «en casa del herrero, cuchillo de palo». En gran medida, esto se debe a la cultura que permea, inconscientemente, nuestra formación, en especial la de los médicos, pues no se hace mención a la relevancia que tiene, para la buena praxis, el cuidado propio. Ni tampoco se contempla la posibilidad de claudicar en algún momento de nuestra vida profesional. De hecho, lo habitual es que tardemos mucho en pedir ayuda cuando eso sucede. O que intentemos sortear el sufrimiento recurriendo a fórmulas como la automedicación, tan a mano y de respuesta inmediata, pero tan precarias, por otra parte, a la hora de permitirnos recapacitar sobre las causas de nuestra desazón. Además, el cuidado no debe limitarse a cada uno; ha de incluir también a los equipos de los que formamos parte. Porque no ejercemos solos. Y un buen clima de trabajo no solo facilita la contención emocional de nuestras angustias y promueve la cooperación como forma de abordar nuestro quehacer, sino que es clave para atender mejor a quienes acuden a nosotros.

El cuidado propio, no obstante, no se ciñe a un remozado *mens sana in corpore sano* –que tampoco cabe despreciar–, ni a un paternalismo de nuevo cuño. Empecemos por nosotros mismos, por los terapeutas. Para cuidarnos, debemos hacernos cargo de nuestras fortalezas y limitaciones, de acuerdo con la exhortación délfica: «conócete a ti mismo», aun sabiendo, por otra parte, que esto último nunca se logra definitivamente. Para tal fin, es ineludible propiciar espacios de reflexión a solas o con la ayuda de otros (mentores, supervisores o compañeros), con quienes compartamos nuestras experiencias clínicas. Incluso podemos dar lugar a espacios de índole más introspectiva, donde buceemos, gracias al diálogo con alguien, en los claroscuros de nuestra biografía y de nuestra manera de proceder. Ambas estrategias no deberían limitarse a nuestra etapa de formación académica, sino acompañarnos a lo largo de nuestro ejercicio profesional. De hecho, la calidad de nuestra escucha depende, en gran medida, de que incorporemos la reflexión, a solas y con otros, en nuestro quehacer diario.

Pero también resulta crucial acotar, en la medida de lo posible, las horas que dedicamos a nuestro trabajo. Para poder acoger las diversas formas de dolor psíquico, es preciso cultivar los lazos que nos vinculan a la vida. Cada persona encuentra su método: pasear, escuchar música, escribir, dedicar tiempo a las personas que queremos, detenerse deliberadamente a contemplar la naturaleza, cocinar, bailar, conversar con amistades, jugar un partido de fútbol, etc.

Por último, en un sentido más amplio, el cuidado de sí también tiene que ver con la apertura a otros discursos sobre las causas del sufrimiento psíquico. Desde los más introspectivos a los más contextuales. Y es crucial que no se ciña, en exclusiva, a los saberes de nuestro tiempo. Se han vertido ríos de tinta a lo largo de la historia sobre lo que nos lleva a dolernos o desvariar. Muchas veces, con el recurso a la ficción en cualquiera de sus géneros. Desdeñar ese legado empobrece nuestro lenguaje; en palabras del primer Wittgenstein, «los límites de mi lenguaje son los límites de mi mundo».

En este sentido, cabe distinguir dos usos extremos del conocimiento de las denominadas humanidades en nuestra profesión. Uno, como mera erudición, orientada a la ostentación del saber que uno atesora y que le distingue del resto. El otro, que se rige por la sentencia de Terencio: «nada humano me es ajeno», no cesa en su empeño de acudir a las numerosas fuentes de nuestro acervo común para intentar comprender algo mejor lo que nos sucede y compartirlo con los demás.

En suma, el cuidado propio, así entendido, nos vuelve más humildes como terapeutas. Pues nos permite, en primera persona, asumir los límites que nos constituyen y también reparar en los de los demás y en los de la realidad circundante. Nos desenviste, de algún modo, de la arrogancia de un saber sin fisuras sobre el malestar del otro, además de ayudarnos a convivir con la incertidumbre. Y nos familiariza con la complejidad de cada ser y de sus circunstancias, así como con su singular forma de lidiar con el sufrimiento y de hacer uso de su libertad. Esa humildad esencial, a nuestro entender, se transmite en cada encuentro terapéutico y facilita que quien nos pide ayuda se atreva a ir mostrándose como es. Pues, como decía Machado, «nadie es más ni menos que nadie». Cuando habitamos esa certidumbre, lo más probable es que se posibiliten espacios de escucha auténtica. Aunque lo que cada quien haga con ello no nos pertenezca en último término. Y, con todo, hay que seguir cuidando y cuidándonos, en la medida de lo posible.

....

Se presenta ante ti con el pelo en desorden, ataviado con ropa de mil colores, las uñas pintadas con diferentes motivos geométricos y un discurso grandilocuente, errático, en el que lo mismo hace referencia a un pájaro que acaba de ver pasar

*por la ventana, que a cualquier otra ocurrencia. Deambula
ante ti inmerso en una locuacidad y actividad sin freno. Hay
un momento en que acepta tu invitación a sentarse para que
podáis conversar. Y entonces despliega unas hojas para mos-
trarte lo que ha estado escribiendo en las últimas horas. El
papel está cuajado de frases que se relacionan entre sí con fle-
chas. Hay letras de distintos tamaños, aunque predominan
las mayúsculas y el subrayado. De repente, detiene su mirada
en uno de sus aforismos desordenados y sentencia: «La vida
es en gerundio: amando, haciendo, soñando, esperando. El
pasado y el futuro nos oscurecen... Se me ha concedido el don
de transmitir esta verdad... Se trata de amar sin descanso, en
presente... Para eso nacimos...».*

*De repente, recuerdas aquella frase de Nietzsche en la que
evoca, de algún modo, al filósofo Empédocles como «médico,
profeta y adivino». Al mismo tiempo, eres consciente de que,
más allá de la clarividencia que pueda traslucir ese discurso,
este episodio no dejará indemne a quien lo sufra. Lo has visto
cuando un sujeto ha ido encadenando diversas crisis como
la que presencias en ese instante, muchas de ellas siendo rea-
cio a medicarse. Tras esos paroxismos sin recibir tratamiento, a menudo sucede un empobrecimiento «ideoafectivo»
insidioso, que acabará afectando, directa o indirectamente,
a otras áreas vitales. Eso no implica restar valor a lo que cada
cual pueda decidir hacer o dejar de hacer con respecto a lo
que le sucede, incluso en la locura, sea esta episódica o man-
tenida. Tampoco implica entronizar un uso ortodoxo o aco-*

*modaticio de la razón. Pues a todos nos habitan, en distinto
grado, lo dionisíaco y lo apolíneo.*

*De lo que se trata, en cambio, es de evitar caer en la «roman-
tificación» de muchas formas de desvarío, como los episodios
maníacos o psicóticos. En todo caso, cabría precisar que hay
locuras que ensanchan el ser –la poesía o el enamoramiento
pueden considerarse tales– y otras que lo empobrecen. En las
segundas, que se comportan como enfermedades, los sujetos se ven arrasados por una tormenta que les hace sufrir a
ellos mismos y a menudo a quienes les rodean. Y ese estado,
en último término, no les hace más libres. De ahí que lo que
proceda en esas circunstancias sea cuidar. No desde el paternalismo, sino desde un saber precario y respetuoso con la
persona que está inmersa en esa situación y a la que acom-
pañaremos el tiempo que la vida disponga.*

Capítulo 6
Cuando dos más dos no son cuatro

Curar a veces, aliviar a menudo, consolar siempre.

MAIMÓNIDES

El 9 de marzo de 2020 amaneció como otro lunes cualquiera. No tuviste tiempo de mirar las noticias durante el desayuno, porque ese día uno de tus hijos había remoloneado en la cama, y al final tuvisteis que apresuraros para no perder el bus que les llevaba al colegio. En el trayecto al hospital, decidiste ponerte música. Suele acompañarte siempre. De ella podrías decir que está contigo «en las alegrías y en las tristezas, en la salud y en la enfermedad, hasta que la muerte os separe». Esa mañana, Bocherinni resonaba en tus oídos. «Las prisas no me sientan bien», pensaste. Y a quién sí.

Al salir de la boca de metro, las paredes de ladrillo rojo del hospital relucían con fuerza. La silueta del edificio se recortaba contra un azul intenso que vaticinaba la llegada de la primavera. Pese a que llevas años recorriendo el mismo camino, sigue asombrándote cómo la luz cambia a diario, nunca igual.

Antes de llegar a tu despacho, percibiste un ajetreo inusual. Sonaban las sirenas de ambulancia con más frecuencia que de costumbre. En tu teléfono, había un aluvión de mensajes de WhatsApp. La mayoría, de grupos de compañeros. Los menos, a título individual. Una misma frase se repetía: «la covid ya está aquí». Hasta entonces, una suerte de pensamiento mágico había hecho creer que la pandemia no saltaría de Italia a España. Nada más lejos de la realidad. En Madrid, los hospitales estaban colapsados y todo hacía vaticinar que sería cuestión de días u horas que sucediera lo mismo en Cataluña. En los controles de enfermería de Urgencias, se constataba que comenzaban a llegar cada vez más casos de infecciones respiratorias agudas, algunas de ellas de curso fulminante, mientras se disparaba el número de hospitalizados por ese motivo.

A media mañana, el jefe de servicio de psiquiatría convocó una reunión urgente. Había que empezar a replantear la asistencia. Inicialmente, cabía extremar las medidas de precaución. Por lo pronto, comenzar a usar mascarillas (FP1 o FP2) y también trajes de protección (que incluían una bata desechable, guantes, gorro de quirófano y gafas especiales). No era fácil hacerse con uno. Nadie había previsto disponer de un stock para tal fin. Y si bien eso era más sencillo en servicios quirúrgicos o en las unidades de intensivos, donde se usan habitualmente, era más excepcional en otras especialidades como la psiquiatría.

Las primeras semanas se sucedía un goteo incesante de instrucciones y protocolos. Cambiaban de un día a otro, incluso en unas horas. De puertas afuera, como el Gobierno no había decretado medidas de excepción, parecía que todo se iba a limitar al foco de Madrid. Allí ya se había suspendido la asistencia a colegios y universidades. No en el resto de las comunidades autónomas. Las autoridades instaban a que no cundiera el pánico en la población. Pero a medida que avanzaba la semana, los casos que llegaban al hospital crecían de manera exponencial. Las caras de los internistas, los médicos de urgencias y los intensivistas estaban desencajadas.

Tú eras una de las psiquiatras encargadas de atender a los pacientes hospitalizados a través del servicio de interconsulta. Llevabas años haciéndolo. Con unos guantes desechables, una mascarilla y enfundada en una bolsa de basura gigante de usar y tirar, comenzaste a atender los primeros casos de covid-19 que requerían atención psiquiátrica, la mayoría por cuadros confusionales. Inicialmente, en unidades de cuidados intensivos. Luego, en las plantas de medicina interna, neumología, infecciosas y, a una velocidad inusitada, en todo el hospital.

Recibiste una llamada de teléfono. Era de una amiga que hacía tiempo que no veías pero que estaba preocupada por ti. Te imaginaba en pleno frente de batalla. Te preguntó si tenías miedo. Fue la primera vez que te lo planteaste. «No temo por mí –dijiste convencida– sino por mis padres, mi pareja y mis hijos. Pero hay que estar». Recuerdas la frase con la que te despidió en esa ocasión: «Por favor, ten mucho cuidado».

A partir del anuncio oficial del estado de alarma, el sábado 14 de marzo, todo se aceleró aún más. El panorama en las Urgencias era desolador. Salvando las distancias, te recordaba al desorden de El triunfo de la muerte, *de Brueghel, que tanto te había impactado, años atrás, en el Museo del Prado. Las jornadas maratonianas de trabajo se sucedían. No había tiempo para mucho. La disponibilidad de respiradores comenzó a menguar. Empezaron a tener que adoptarse medidas cruciales, impensables unas semanas atrás. En más de una ocasión, algunos médicos, que conocías de vista desde hacía años, pero con los que nunca habías intercambiado palabra, se dirigían a ti, sabiendo que eras psiquiatra. Y, en un aparte, rompían a llorar.*

Las especialidades médicas se convirtieron en una sola. El jefe de servicio de psiquiatría decidió, con buen criterio, que, además de atender los cuadros con sintomatología psiquiátrica debidos a la covid-19, os dedicaríais a otras tareas imprescindibles en esos momentos.

Los psicólogos desarrollaron un programa de acompañamiento al final de vida para los moribundos y asesoraron a los equipos sobre cómo comunicarse de la mejor forma posible con las familias de los pacientes. Y también psicólogos y psiquiatras brindaron apoyo a los profesionales en primera línea de atención que necesitaban ayuda.

Toda la atención ambulatoria presencial se suspendió. Pero no las consultas, que pasaron a ser telefónicas o por videoconferencia. La mayoría de las personas recibía con agradecimiento la llamada. Muchos, por primera vez en años de tratamiento, dejaban a un lado su sufrimiento y os preguntaban cómo estabais.

Al salir del hospital, durante varios meses recuerdas el silencio en el metro, casi vacío. Las calles desiertas. Al llegar a casa, te desnudabas por completo y metías la ropa inmediatamente en la lavadora. Te duchabas y, a partir de entonces, ya podías volver a abrazar a tus hijos, que te esperaban impacientes. Llevaban horas alternando las clases en línea y los juegos. Cada noche, después de darles la cena y acostarles, te asomabas al balcón. Vaticinabas que te sería difícil descansar una noche más. Todo tu ser seguía en alerta. Era tanto lo que estabas viviendo que no cabía en palabras. Tras enviar mensajes a tus familiares para que estuvieran tranquilos, te retirabas a intentar dormir.

El paso al frente durante la primera ola, cuando la incertidumbre era máxima, no solo lo dieron médicos, enfermeras y otros profesionales de la salud. Los celadores seguían desplazando camas de enfermos. Las auxiliares, aseándo-

los, llevándoles la comida o cambiando la ropa de cama. El
personal de limpieza, acondicionando espacios. La higiene,
sin duda alguna, era un aspecto preventivo esencial. Había
que seguir preparando menús, manteniendo las instalacio-
nes, así como encargarse de las tareas administrativas que
no podían llevarse a cabo a distancia, del mismo modo que
seguía funcionando el servicio de ambulancias. La mayoría
de los profesionales no se limitó, exclusivamente, al trabajo
asignado. Cada quien, de algún modo, se multiplicó y rein-
ventó. La prioridad, para muchos, era hacer todo lo posible
por los enfermos y sus allegados. Muy a menudo, en aquellos
rostros, sin pretenderlo, descubrían, potencialmente, a sus
padres, amigos o hermanos.

Jo Billings y colaboradores, del Departamento de Psiquiatría del London University College, publicaron una revisión
sistemática y «metasíntesis» cualitativa de los artículos donde analizaban cientos de relatos de profesionales de la salud, de diversos países, expuestos a las primeras fases de las
nuevas epidemias registradas en el siglo XXI (entre ellas, la
del SARS-COV-1, la del ébola y la covid-19). Los temas que se
repetían con mayor frecuencia eran: 1) el miedo al contagio
propio, al de sus familiares, allegados o compañeros, lo que,
a su vez, se relacionaba con la incertidumbre sobre la disponibilidad de recursos de protección, desde su inicial escasez, a la evidente incomodidad motivada por su uso durante
muchas horas; 2) la sobrecarga laboral, ya en términos de
avalancha de casos por atender, ya en relación con la escasez
de refuerzos profesionales, o con jornadas interminables e

ininterrumpidas de trabajo; 3) el estigma asociado a haber estado en el primer frente asistencial, pues entre sus vecinos o allegados se les podía percibir como potenciales vectores de transmisión comunitaria; 4) los dilemas éticos motivados por la toma de decisiones en condiciones de falta de recursos sanitarios básicos para garantizar la supervivencia, como en el caso de los respiradores; 5) la oportunidad para el crecimiento personal en condiciones de adversidad, en la forma de reencuentro con la vocación profesional o de vivencias enriquecedoras de humanidad compartida; 6) el apoyo, recibido o escatimado, por parte de familiares, amigos, compañeros, instituciones y opinión pública; 7) algunos aspectos relacionados con la información y el aprendizaje científico con respecto a la epidemia, tanto por exceso como por defecto; 8) la provisión o ausencia de recursos de salud mental si al final la capacidad de aguante se desplomaba.

Como reiteramos a lo largo de este libro, a lo largo de la vida, los seres humanos nos enfrentamos a adversidades de toda índole. Esto sucede, casi inexorablemente, a escala individual. Pero también pueden darse en lo colectivo. De hecho, en nuestra historia como especie, apenas se registran períodos libres de guerras, hambrunas, desastres naturales o epidemias.

Desde el final de la Segunda Guerra Mundial, cuando el Estado del bienestar comenzó a implantarse en las sociedades acomodadas, nuestra vida en común discurría, en gran medida, ajena a eventos que afectaran negativamente a la población de manera masiva. Esto no excluye el impacto de nuevas formas de violencia. Soterrada, en el caso de los largos años de la Guerra Fría o de movimientos identitarios como los nacionalismos. Explícita, en el caso de las nuevas formas de terror extremista o en los renovados fundamentalismos ideológicos o religiosos. Tampoco cabe desdeñar las serias consecuencias económicas en la vida de muchos ciudadanos de a pie de las dos grandes crisis del capitalismo tardío: la del petróleo, en los años setenta del siglo pasado, y la Gran Recesión que se desató en 2008, y cuyos efectos aún perduran.

No obstante, más allá de los límites del denominado «primer mundo», las adversidades no se circunscriben a las desigualdades que observamos en nuestro entorno en lo que concierne al acceso a bienes más o menos imprescindibles. Fuera del perímetro de seguridad de las sociedades de la abundancia, la supervivencia es un asunto que se dirime a diario. La falta de servicios sanitarios indispensables, la escasez de artículos de primera necesidad, los conflictos bélicos, la violencia diaria en sus variadas manifestaciones o las consecuencias de desastres naturales, como inundaciones o sequías, suelen ser las principales motivaciones que subyacen a los movimientos migratorios que presionan, con creciente insistencia, las fronteras de los países más acaudalados.

Si bien los cálculos estadísticos más optimistas, como sugiere Steven Pinker en su famoso libro *Los ángeles que llevamos dentro*, apuntan a que globalmente la Humanidad va avanzando hacia una expresión menos cruenta de la violencia, diversas formas de infortunio siguen afectando a grandes grupos de población. Aunque los medios de comunicación tiendan a diario a escamotearnos esa realidad. En ese contexto de ingenua confianza en nuestra invulnerabilidad, impactó la pandemia de covid-19. El «primer mundo» no quedó, en esta ocasión, indemne. Sino todo lo contrario.

Hasta entonces, confiábamos en que la «tecnociencia», cuya hegemonía nadie osaba poner en cuestión, podía hacer frente solventemente a cualquier desafío. En las clases de Medicina, aún recurríamos, a modo de *leitmotiv* ético entonado con cierta nostalgia, a la máxima que encabeza este capítulo y que pronunció el médico Maimónides en el siglo XII: en nuestro quehacer clínico cabe «curar a veces; aliviar a menudo; consolar siempre». Esta exhortación a los futuros médicos se les antojaba, por aquel entonces, un tanto anacrónica a tenor de la imagen de invencibilidad que transmitían las series de televisión y las películas, de cómo se conducían las nuevas generaciones de residentes y de los ampulosos titulares con los que la prensa se hacía eco frecuentemente de las más variadas versiones de éxitos científicos. La covid-19 rescató crudamente la vigencia de ese exhorto en nuestra práctica clínica.

....

En enero de 2020, aprovechando las vacaciones de Navidad, leíste un libro que te impactó mucho. Había sido publicado en 2019 en ingles con el título: Compassionomics: the revolutionary scientific evidence that proves that caring makes a difference. *No existe aún traducción al castellano, pero, de manera tentativa, podía sugerirse la siguiente: «Compasionómica: la revolucionaria evidencia científica que demuestra que el cuidado marca la diferencia (o es importante)». Habías oído que en Estados Unidos se estaba comenzando a plantear la necesidad de una auténtica revolución en la asistencia clínica. Los autores del libro, Stephen Tzerciak y Anthoy J. Mazzarelli, un médico dedicado a los cuidados intensivos y otro, a la gestión, habían revisado sistemáticamente todo lo publicado en literatura científica sobre los efectos de la compasión.*

Su hipótesis principal, que confirmaron tras revisar más de trescientos artículos, era que tratar a los pacientes con consideración –en una palabra, que te importe realmente quien tienes delante y que esto se traduzca en tu modo de conducirte ante él– comportaba innegables ventajas. En primer lugar, en cuanto a la evolución y pronóstico de las enfermedades, a los resultados terapéuticos y a la confianza y satisfacción de los usuarios. Además, contribuía a reducir las tasas de profesionales exhaustos emocionalmente o desengañados con su oficio. Como consecuencia de todo lo anterior, a nivel pragmático suponía un balance más favorable en el coste-beneficio de la provisión de servicios sanitarios, ya fueran entidades públicas o privadas. Aunque ser compasivo es un deber moral avalado por la mayoría de las culturas, este estudio demostraba que, además, es un requisito indispensable para el buen quehacer profesional.

Al acabar de leer el libro, propusiste difundir su contenido en una sesión clínica. Se programó para el 11 de marzo de 2020. Las medidas de prevención activadas por la covid-19 obligaron a suspenderla. Pese a que ese espacio formativo no tuvo lugar, la compasión tuvo una manera rotunda de imponerse. En primera persona. La única manera de aprender, de verdad, lo fundamental.

Sin respiradores suficientes, ni alternativas terapéuticas eficaces. Sin explicaciones convincentes que ofrecer a quienes asistían impotentes a su tórpida evolución o la de un ser querido al que no podían acompañar físicamente. Ante un incierto y, a menudo, infausto pronóstico. Cuando no se podía curar, sino apenas aliviar. En esas circunstancias, se erigió incontestable la importancia de acompañar. En medio de una avalancha de casos, condicionada la asistencia por las limitaciones impuestas por las medidas de prevención, había que priorizar tratar a cada enfermo como una persona. Eso, en muchas ocasiones, no le curaría, pero sí propiciaría que tuviera un final digno, aunque viniera de un extraño. Y podía hacer la diferencia. Quienes dispensaron ese trato y quienes lo recibieron lo saben.

Capítulo 7
Los resultados no nos pertenecen

> Una onza de paciencia vale más que una
> tonelada de prédica.
>
> MAHATMA GANDHI

....

Cuando te sientas tras la mesa de tu consulta, caes en la cuenta de que en la vida se reparten numerosos oficios. Hay quien conduce autobuses, barre calles, atiende en un supermercado, enseña en un colegio, trabaja en una cadena de montaje, pilota un avión, recolecta fruta, sirve comidas, dicta sentencias, pinta paredes, diseña edificios, arregla lavabos, conduce camiones, cuida a ancianos o vela por nuestra seguridad. También hay muchos desempleados, sin opciones para salir de ese estado, mientras que otros no pueden continuar trabajando porque una enfermedad o discapacidad se lo impide. Algunos deben ganarse la vida sin un salario fijo, buscando aquí y allá formas variopintas, a veces arriesgadas, de salir adelante. Eres una afortunada, piensas. Aunque tu trabajo no esté remunerado de acuerdo con la responsabilidad que tienes, te dedicas, a diario, a lo que te gusta. Si te comparas con la situación de muchas mujeres en el mundo, no puedes negar que te encuentras en una posición de privilegio.

Enciendes tu ordenador. Repasas uno a uno los nombres y apellidos de los pacientes que tienes citados. A la mayoría los conoces desde hace tiempo. En esos casos, no te hace falta revisar la historia clínica, pues cada uno tiene una biografía que a grandes rasgos conoces. Cuando les saludes, os reconoceréis. Y ese es el primer paso, cada vez que sucede, para que, sin pretenderlo, se reproduzca, nunca igual, ese tipo de encuentro cuya finalidad última es acompañar a cada persona en su sufrimiento.

Te llama la secretaria para informarte de que ha habido una cancelación de última hora. El familiar de una paciente de cincuenta y siete años, a la que atiendes desde hace más de diez, ha anulado la visita y solicita poder hablar contigo lo antes posible. Has llegado con antelación a la consulta, así que decides llamar antes de empezar tu jornada. Tardan un rato en coger el teléfono. Reconoces al marido de la paciente al otro lado de la línea. Ha acompañado muchas veces a su mujer. Es un hombre de pocas palabras. La mayoría de las veces permanece en la sala de espera. Solo en alguna ocasión, en las épocas en que ella estaba peor, ha entrado a la consulta, a instancia tuya y con el consentimiento de la paciente. A veces, te ha ayudado a convencerla de que debía ir a Urgencias, lo antes posible, para proceder, desde ahí, a un ingreso hospitalario. En los dos últimos meses, han es-

tado viniendo con más frecuencia, pues estaba sumida en una fase melancólica. Es el reverso de los períodos de euforia, cuando su energía vital se expande hasta el punto de que no es posible seguir su pensamiento, apenas necesita dormir y su conducta se desenfrena.

Por el tono de la primera respuesta, coliges que ha sucedido algo grave. Entre lágrimas balbucea: «Doctora...». Esos segundos, hasta que consigue a duras penas sobreponerse, se te hacen eternos. Pasan por tu cabeza mil conjeturas. Ninguna de ellas buena. «¿Qué ha sucedido?», preguntas. Se hace un silencio espeso. Pero la voz vuelve para relatarte que, en las últimas semanas, su mujer apenas salía de la cama pese a que la llegada de sus hijos por Navidad parecía haberla animarla un poco. Con el ajetreo de estos días –reconoce mirando hacia atrás– no había reparado en que llevaba días sin tomar el tratamiento. La noche anterior, se despertó de madrugada, súbitamente. Vio que no estaba en la cama, y, acto seguido, él y sus dos hijos comenzaron a buscarla por toda la casa. De repente, empezaron a sonar sirenas de ambulancias y coches de policía. Al asomarse al balcón, vieron cómo yacía su cuerpo sin vida sobre el pavimento. A su lado, un transeúnte permanecía arrodillado hasta que los servicios de emergencias se desplegaron a su alrededor. Sus hijos bajaron atropelladamente las escaleras. Pero él se quedó paralizado, sin saber qué hacer.

Su discurso vuelve a interrumpirse por el llanto. Estás conmocionada, como si te hubieran golpeado sin previo aviso.

Pero te sobrepones. «Lo siento mucho», aciertas a decir en
un primer momento. Te ofreces a ir al tanatorio o a citarles a
él y a sus hijos unos días después en tu consulta. «Estoy a su
disposición», añades. Recuerdas su rostro vivo hace apenas
unos días. Se te agolpan las predicciones de cómo su muerte
va a afectar a todos los que la quieren. Antes de colgar, el ma-
rido se despide con un hilo de voz: «gracias igualmente, por
todo, doctora. A veces no se puede hacer más... Gracias...».
Te recolocas en el sillón de la consulta. Se te escapan unas
lágrimas en silencio. Miras por la ventana y musitas para tus
adentros: «Descanse en paz».

La psiquiatría se enfrenta, tal vez más a menudo que otras especialidades médicas, a contratiempos terapéuticos de toda
índole. Puede que se deba, entre otras razones, al hecho de
que los fenómenos mentales son –como hemos definido conceptualmente al principio de este libro– «objetos híbridos».
Lo que presenciamos no se rige por las mismas leyes que los
hematíes, los esguinces o las intervenciones quirúrgicas. Es
cierto que, incluso en estos casos, siempre nos movemos,
seamos o no conscientes de ello, en márgenes de mayor o
menor probabilidad. Porque la medicina está lejos de ser una
ciencia exacta. Pero el grado de incertidumbre en lo tocante
al mundo *psi*, como ocurre también con las denominadas
ciencias sociales, es cuantitativa y cualitativamente mayor.
Ya que las variables que intervienen se relacionan entre sí de
acuerdo con modelos de alta complejidad e imprevisibilidad.

En el siglo XVII decía el filósofo Baruch Spinoza que, si conociéramos todas las causas implicadas en un fenómeno y pudiéramos analizar cómo interactúan, dejaríamos de atribuir lo que escapa a nuestras predicciones a la suerte o a la fatalidad. No debemos olvidar que esa confianza sin ambages en las posibilidades del saber, en concreto, de la ciencia, comenzó a permear el pensamiento desde la Edad Moderna. Hasta el punto de que el positivismo del siglo XIX, y sus versiones renovadas, a lo largo del siglo XX y XXI, han postulado que, una vez alcanzado el estado científico, las oscuridades propias del pensamiento mágico o religioso podrían pasar a concebirse como un asunto del pasado, ya superado.

Precisamente, en respuesta a esa creencia ciega, emergió el Romanticismo y las que más tarde se denominarían «filosofías de la sospecha», encabezadas por Marx, Freud y Nietzsche. Para ellos, no era la razón la que daba cuenta de cómo nos organizamos o nos comportamos ni tampoco de nuestras convicciones. Las dos guerras mundiales que asolaron el siglo XX acabaron por avalar estos augurios. Tras el final de la II Guerra Mundial, los existencialismos, en primer término, pero especialmente los filósofos agrupados en la llamada Escuela de Frankfurt volvieron a cuestionar con rotundidad las bondades de esa Ilustración loada por positivistas y racionalistas. A las pruebas bastaba remitirse. Y, tras esa desoladora evidencia, los grandes relatos comenzaron a diluirse en morales de mínimos o fueron contestados por los diversos movimientos «anti». Había nacido la posmodernidad.

No obstante, como apunta George Steiner en su breve ensayo *Nostalgia de absoluto*, los seres humanos seguimos teniendo hambre de mitos y certezas. Era esperable que el vacío dejado por las creencias monolíticas, fundamentalmente de cariz religioso, volviera a ser ocupado por renovados ideales, todos ellos con un trasfondo mesiánico o utópico. No en vano, el comunismo, los nacionalismos y todos los nuevos ismos siempre acaban por prometer, de forma más o menos velada, el advenimiento de una arcadia feliz donde los males quedarán extintos. Es el anzuelo perfecto para volver a creer. Aunque hagamos gala de diversas modalidades de aparentes agnosticismos y ateísmos.

Más allá y más acá de la diáspora de ideologías, se afianza, casi de manera incuestionable, la fe desmedida en la «tecnociencia». Por otra parte, veladamente, pero de forma implacable, las leyes del nuevo mercado van hegemonizando la toma de decisiones frente a las voluntades, más o menos inermes, de los gobiernos de a pie. Por mucho que en algunas ocasiones los programas electorales de quienes aspiran a ostentar el poder prometan todo lo contrario.

Estamos en la era del capitalismo tardío, a punto del advenimiento de la quinta revolución industrial en la que se vaticina que tendrá lugar un salto cualitativo en nuestra especie que nos abrirá la opción de convivir en nuevos universos virtuales, habitar de una u otra forma el espacio exterior e incluso convertirnos en una nueva modalidad de seres híbridos. En gran medida, ya lo somos, pues nuestra mente se extiende no solo merced a artefactos técnicos que trascienden nuestros límites naturales (casas, vehículos, libros, etc.), como ha ocurrido hasta ahora, sino, desde hace pocas décadas, con nuevos artilugios individuales (como los móviles) que han devenido prolongaciones imprescindibles de nuestro yo. En los próximos años se aventura que estos dispositivos no estarán solo al alcance de nuestra mano, sino ensamblados en nuestro cuerpo, modificando y aumentando nuestras potencialidades. Aunque es muy probable que no todas las personas tengan un acceso equitativo a dichos avances, como, por otra parte, ha venido ocurriendo a lo largo de la Historia.

Por el momento, aun así, la Vida sigue quedando muy a menudo fuera del alcance de nuestros vaticinios. Aunque acostumbramos a pergeñar el futuro, seguimos sin poder adivinar qué va a suceder a continuación. Planificamos determinadas acciones. Pero la forma concreta en que acontecen o dejan de hacerlo, más allá de nuestro albedrío, es imposible de prever. Ocurre con las conductas humanas. Aunque no solo. La física contemporánea ha reivindicado el papel del azar en la naturaleza. Podemos conjeturar que el universo, tal y como lo conocemos, se desencadenó por un extraordinario acaso que conllevó la diferencia entre que hubiera algo o no. Puede ser también que no hubiera un estallido, sino otras formas de emergencia que desconocemos. Si descendemos a nuestro día a día, a nadie se le escapa que diversas fuerzas indomeñables intervienen de manera más o menos ciega en nuestro devenir.

El psicopatólogo italiano Giovanni Stanghellini sugiere que toda terapia es un diálogo que pretende ayudar al sujeto a relacionarse lo mejor posible, dentro de sus coordenadas personales y culturales, con lo «Otro» (la «Alteridad») de la existencia. Lo «Otro» define lo que escapa a nuestra voluntad y a nuestra comprensión. Lo que no nos pertenece, pero nos incumbe. Esto afecta a tres ámbitos fundamentales:

- **Nuestro ser**, desde el cuerpo que nos ha sido dado en su forma concreta, a sus varios avatares, limitaciones, deseos, emociones y necesidades, pero también nuestra atmósfera interna (o humor), nuestro estado de mayor o menor salud, pasando por el temperamento, las preferencias o todo tipo de creencias y asunciones básicas o sobrevenidas.
- **Las personas que nos rodean** (familia, pareja, allegados, amigos o compañeros de trabajo), cuyo destino no nos pertenece, como tampoco las peculiaridades de su forma de ser, decisiones, acciones o predilecciones.
- **La Vida**, desde la cultura y estrato socioeconómico en que nacemos, a la forma del Universo que habitamos, pasando por todos los acontecimientos que han tenido lugar hasta ahora y se siguen sucediendo sin descanso. Desde ese punto de vista, la pandemia de covid-19 no ha supuesto sino un nuevo gran Otro.

Esta idea puede emparentarse con lo que Harmut Rosa denomina «lo indisponible». El anhelo central de la modernidad, poder garantizar un acceso ilimitado al mundo exterior y aumentar sin tregua la capacidad de generar una

«disponibilidad» permanente no ha generado mayor libertad, sino una creciente sensación de agotamiento y de alienación o extrañamiento con respecto al propio quehacer. Lo
«indisponible» nos confronta con lo no predecible ni planifi-
cado, con lo que está fuera de nuestro alcance y capacidad de
control. El filósofo francés François Jullien propone a su vez
tomar conciencia de «lo inconmensurable» de la existencia,
además de prestar atención diaria a «lo inaudito» (lo «no au-
dible»), ya que esa nueva manera de escuchar puede quebrar
lo cotidiano, lo esperable, y dar lugar, de manera silente, a
través de esas grietas, a la «vida verdadera».

....

*A veces, cuando un paciente achaca constantemente su des-
dicha a las acciones u omisiones de los demás o a lo que le
rodea, le pides por un instante que te preste atención. Y em-
pleas una argucia retórica o dialéctica. Vas a revelarle un
gran secreto. Haces una pausa. Lo que le vas a transmitir
es –por decirlo de algún modo– una estrategia esencial para
conducirse en la Vida. No sabes si está aún preparado para
recibirla. Pero ahí va.*

*Pausadamente pronuncias un «ábrete sésamo» que, de ma-
nera intempestiva, tal vez le ayude a considerar una nueva
forma de salir de la cueva de sus lamentos. Reiteras: no crees
que lo que vas a revelarle acabe por ser lo que suceda, pero es
importante que comience a repetirlo para sus adentros cuantas veces sea preciso: «esa situación –o persona que le tur-*

ba– probablemente no solo no vaya a mejorar, sino que casi seguro irá a peor». No se trata de un mero vaticinio fatalista; es una intervención psicoterapéutica, inspirada en la terapia estratégica, que aspira a desafiar nuestras dificultades para propiciar el cambio posible proponiendo una paradoja. De algún modo, pretende que abandonemos el juego de supeditar la iniciativa de nuestra acción a un resultado futuro favorable a nuestros intereses.

La persona con la que conversas te mira perpleja. «¿Qué cabe hacer entonces? ¿Nada?». Te tomas tu tiempo en responder. «Todo lo contrario. Hay que hacerlo y no rendirse, aun aventurando que su resultado no sea el esperado». De ese modo –le explicas–, no acabará poniendo su felicidad en ese futuro donde se dan las condiciones ideales que anhela, sino en su acción posible. Se trata de no apegarnos al deseo de que todo suceda como pretendemos. Y lo que es más importante, se trata de no poner en ello nuestra mayor o menor ventura. También nos ayuda a tomar decisiones con cierta clarividencia. Muy a menudo, las esperanzas o desesperanzas vanas son las que nos inmovilizan en un determinado estado o situación. La coartada perfecta para seguir en la queja sin que nada de lo que nos concierna se modifique.

A veces, optas por invitar a tu interlocutor a recordar los modos verbales que se estudian en el colegio. Por si no aparecen de manera inmediata en su conciencia, le apuntas los fundamentales: indicativo, subjuntivo, condicional e imperativo.

Además, pueden adoptar un modo activo o pasivo. En el curso de la terapia desenvolvéis más o menos explícitamente en qué registro suele moverse: si en el indicativo (amo, trabajaré, soñé, he cantado) o en el subjuntivo y su pareja de baile, el condicional (si sucediera A, entonces haría B; si X se hubiera comportado así, entonces yo habría hecho Y). Va a resultar entonces casi imperativo –sugieres con un juego de palabras– moverse, poco a poco o de una vez, del subjuntivo-condicional al indicativo. De lo hipotético a lo real. En cierto modo, de una posición de mero espectador a la de actor, sujeto de acción posible.

Para finalizar –apuntas– lo realmente sorprendente es que, cuando actúas sin esperar que las cosas acontezcan según anhelas o las personas se comporten como desearías, se produce el cambio. Aunque sea de mil maneras distintas, nunca imaginadas. Algunas te sorprenderán para bien. Cada infinitivo irá sucediendo en gerundio y habrá acontecido en participio. Todo consiste en aprender, de alguna manera, a elegir el modo predominante de conjugar. A diario.

....

Es casi una quimera conducirse sin esperanzas, pues los seres humanos somos, esencialmente, seres volcados en el futuro que deseamos que suceda de una determinada manera. Y no solo de manera natural, sino por aprendizaje social. Ya lo advierte Albert Camus en el final de *El mito de Sísifo*: «hasta los topos esperan». A lo largo del libro desvela que la vida en sí misma no tiene sentido. Pese a esa certidumbre, hay que intentar obrar bien. Sin grandes esperanzas. Porque sí. En su obra *La peste*, el doctor Rieux ejemplifica ese modo de conducirse. Aislado en la ciudad de Omán, asolada por la epidemia, se dedica a lo que sí está en sus manos: cuidar de los enfermos. Es lo que toca, sin importar lo que sobrevenga después.

De algún modo, dígame cómo se relaciona con «lo indisponible» o con «lo inconmensurable» y le diré cómo anda su corazón. Hay quien se defiende de todas estas incertidumbres radicales con la compulsión a acumular seguridades: materiales, ideológicas o relacionales. Otros se evaden con el cambio incesante o la búsqueda de nuevas sensaciones. Otras personas recurren a la evasión, gracias al alcohol y a las drogas para acceder, siquiera de forma transitoria, a cotas inimaginables de placer o nadar en un nirvana sin dolor. Pero también hay quienes claudican sin paliativos, orillados en las periferias de la sociedad. Y quienes se rebelan contra la realidad a diestro y siniestro.

Cabe incluso plantear la hipótesis de que esa necesidad de conjurar lo incontrolable sea el denominador común que subyace a fenómenos actuales tan dispares como: la «matematización» de la vida cotidiana, el mejoramiento humano gracias a la biotecnología, la «hiperconectividad», la exposición incesante de la cara amable o tuneada de nuestro ser en las redes sociales, el bombardeo incesante de información en los medios o la necesidad de consumir entretenimiento (series, deportes, experiencias gourmet, etc.) en nuestras horas de asueto.

Con este repaso no pretendemos caer en un lamento apocalíptico, sino apuntar a cómo lidiamos, en nuestro tiempo, con lo imprevisible. Porque no está de más recordar, una vez más, que la condición humana, *volens nolens*, vive en situación de menesterosidad esencial. Tarde o temprano nos encontraremos a la intemperie. Y entonces volverá a imponerse la certeza de que solo nos cabe la intención. Preferiblemente, que sea «recta», aunque siempre sujeta a nuestra naturaleza imperfecta y caduca.

Los profesionales *psi*, en mayor medida que otros cuidadores, lidiamos a diario con esas tres facetas de «lo Otro», de «lo indisponible». Seamos o no conscientes de ello explícitamente. Y no solo con respecto a las personas que atendemos, sino, de manera radical, a nosotros mismos. Son muchas las ocasiones en que las cosas no salen como pretendemos, en que reaccionamos de manera inesperada e inadecuada, o en que adversidades varias suceden sin que podamos hacer mucho al respecto. Las actividades de supervisión individual y grupal nos pueden ayudar a reconciliarnos con esa realidad. También la cercanía de personas ejemplares, que no se amilanan ante las dificultades y que procuran la mejor acción posible.

Sin embargo, a falta de las dos anteriores, siempre nos queda guardar silencio, ese bien preciado y escaso al que hay que recurrir cuando las razones mundanas o los remedios al uso resultan insuficientes. De esa manera, tal vez nos sea menos difícil asumir las hechuras de nuestra naturaleza. Si es preciso, más de una vez al día. Especialmente, cuando nos toca de cerca el infortunio. Como diría Spinoza, se trata de no ridiculizar las acciones humanas ni lamentarse ni detestar, sino de comprender.

Las denominadas terapias de tercera generación abogan por este nuevo paradigma. Resumiendo, sus diferentes versiones pretenden ayudarnos a hacernos cargo de nuestra realidad (aceptación), pero sin resignarnos de manera nihilista ante ella (compromiso). Estos son los dos términos inextricables de una nueva forma de relacionarnos con lo que nos excede. La aceptación sin compromiso es acomodación o derrota. El compromiso sin asumir la realidad, una quimera. Aunque con mayores comodidades que en los últimos milenios, vivir sigue siendo difícil. Y hacerlo «de verdad» es cada vez más infrecuente. No se trata de una vindicación de heroicidad grandilocuente, ni de un lujo al alcance de unos pocos. Como recogía el título de un documental francés de hace unos años en el que se narraba la experiencia de un maestro rural y sus alumnos: «Hoy empieza todo». Basta con procurar «hacer lo posible» e intentar no lamentarse en el intento.

Capítulo 8
Hacemos daño y nos dañan

> En el Odio, cada cosa es diferente y va por separado; en cambio, en la Amistad caminan juntos y son mutuamente deseados.
>
> EMPÉDOCLES DE AGRIGENTO

En un primer momento, golpea tu estómago una sensación entre el dolor y la nausea. Tu mente está aturdida. Poco a poco, la perplejidad se mezcla con la rabia y la tristeza. Todo tu cuerpo se tensa y se abate simultáneamente. Da igual que en otras ocasiones hayas presenciado relatos de otras víctimas, tantas, de abusos o crueldades. Esa sensación se repite cada vez que se exponen, inermes ante ti, seres perdidos en la incapacidad de elaborar algunos traumas. Con los años, la intensidad de tu reacción se ha ido mitigando, pero aún eres capaz de reconocerla. Como la onda expansiva de una bomba de largo alcance, el daño cometido con frecuencia tiempo atrás continúa presente y malogra muchas vidas.

Su historia puede llegar fragmentada. Como si, después de la agresión, a menudo continuada, la memoria no pudiera conservar más que escenas aisladas de una infancia en que se les despertó, sin capacidad de réplica, a una sexualidad para la que no estaban preparados. Conducidos a ella a través de una inicial madeja de engaño urdida en la intimidad de la familia, el colegio o la parroquia; revestida de una benevolencia aparente que luego se tornaba en amenaza si se desvelaba lo que sucedía en secreto.

Algunas víctimas, con un coraje impropio de su edad, habían conseguido revelar a sus familiares lo sucedido, pero se acabaron dando de bruces con la falta de crédito de su entorno o con una conspiración de silencio que pretendía conservar las apariencias. Años después, ese niño, abandonado a su mala suerte, se ha convertido en un adulto que no puede salir del círculo compulsivo de incontables relaciones sexuales precedidas por el consumo de drogas. Lo que, lejos de paliar su vacío, acaba por arruinar su trabajo, su salud y su familia.

De igual modo, atiendes al relato del acoso sin tregua que sufrió en el instituto esa mujer que se autolesiona a solas para calmar su ansiedad y que no es capaz de comer sin darse atracones y vomitar después. Cuando se mira a sí misma en el espejo, lo que ve no es su cuerpo de gacela ni su rostro de hermosas facciones ni tampoco su inteligencia descollante o sus logros profesionales, sino un desdibujado contorno que no merece ser amado. Ni en lo visible ni en lo invisible.

El recuerdo del daño puede no ser inconexo, sino extraordinariamente vívido. Lo sucedido regresa como pesadillas, con fogonazos donde se revive lo experimentado a la luz del día, en un estado de alerta constante. Así te lo relata un médico que sufrió, hace un par de años, un atentado en una de las misiones de España en el exterior. Desde entonces, las muertes de sus compañeros de unidad se repiten en su mente como una moviola. Su aturdimiento tras la explosión. Los gritos de auxilio antes del silencio definitivo. La impotencia de no poder salvarlos. Queda la rémora del terror y esa interrogación sin respuesta sobre el porqué de lo ocurrido. No tanto por el horror accidental cuanto por el mal cometido por un ser humano contra otro. Y esa perplejidad se traduce en un enraizado desapego de la vida. En incapacidad de ilusionarse de nuevo.

También puede ocurrir que el mal se enquiste en el corazón en forma de resentimiento. Cuando este se combina con el poder, sea cual sea el contexto y el grado de autoridad, la manera de desembarazarse de las humillaciones recibidas en el pasado puede convertirse en una espiral, más o menos deliberada, de revancha oscura. Como Atila, sin dejar que la hierba crezca a su paso. Agresores que antaño fueron víctimas perpetúan o amplifican las secuelas de lo que les ofendió.

Aunque el daño también puede ser gratuito, sin que pueda encontrarse explicación alguna en la biografía o el contexto.

En muchas ocasiones, envalentonado bajo el anonimato de una horda donde la responsabilidad personal parece diluida. Otras, justificado en nombre de una ideología o de un bien supremo. E incluso puede llegar a revestir un tono lúdico, de humor negro, a costa del dolor ajeno.

Hoy en día, la cuestión de la violencia se contempla muy a menudo desde la perspectiva del potencial trastorno mental del agresor. Cuando no encontramos explicación a la crueldad o a la barbarie se intenta hallar una razón psicopatológica subyacente. Prueba de ello es la demanda de un posicionamiento o clarificación a los especialistas *psi* en medios de comunicación u otros foros cuando se producen hechos delictivos o de una brutalidad que sobrepasa nuestra capacidad de compresión. Pero si consideramos que se trata de conductas inherentes a la condición humana, lo mismo que ocurre con el sufrimiento, habría que intentar no caer en la tentación «psiquiatrizante», salvo cuando efectivamente sea así.

Sin duda, el mal puede adoptar formas extremas. Pero a diario se hace presente de forma menos traumática, más sutil. En nuestra relación con nosotros mismos, con los demás y con lo que nos rodea. Puede ser recibido o infringido. Consciente e inconsciente. Hacemos un comentario desafortunado que hiere a alguien. Tomamos decisiones que no contentan a todo el mundo. Nos enredamos en discusiones bizantinas. Adoptamos hábitos que nos perjudican. Somos desconsiderados en nuestros juicios. Ignoramos algunos límites al pensar solo en nuestro interés. Dejamos de agradecer. La envidia nos envilece. Ofendemos sin motivo. Descuidamos a quienes nos necesitan.

En otro orden de cosas, se habla de personas, actitudes o ambientes tóxicos cuando en las interacciones personales imperan la queja, la crítica incesante sin soluciones, la desconfianza mutua, la maledicencia o la falta de generosidad. Emponzoñan la convivencia. Amargan nuestro corazón. Sus efectos son fácilmente reconocibles. En lugar de creatividad, se instala una atmósfera de nihilismo, de disgusto improductivo, de mal humor. De desgaste. Y ese campo yermo merma insidiosamente nuestras posibilidades de vivir bien.

La tentación más común es atribuir la capacidad de perjuicio a los demás, y no verlo en primera persona. Pero a todos nos habita. Es lo que, desde el punto de vista de la moral cristiana, se ha denominado pecado original y, desde un punto de vista menos aleccionador, pulsión de muerte. Sobre su génesis, hay quienes se alinean bajo el aserto del filósofo ilustrado Rousseau, para quien el ser humano es «bueno por naturaleza» –el «buen salvaje»– y resulta corrompido por la sociedad. Otros, en cambio, plantean que el hombre es «un lobo para el hombre», como diría Hobbes, y solo la coerción externa impide que se desate sin freno esa tendencia.

En línea con la segunda de las corrientes se alinea el pensamiento de Sigmund Freud. Al inicio de su obra, al indagar sobre la etiología de los síntomas mentales, Freud aludió al papel preponderante de los conflictos inconscientes no resueltos relacionados con la libido. Para dar con ellos, era preciso rastrear en lo «no dicho» de los discursos, en la asociación libre, los lapsus o la actividad onírica; también en la complejidad de la relación terapéutica en la que se actualizaban determinados patrones afectivos aprendidos en la infancia, el más paradigmático de los cuales era el complejo de Edipo. No obstante, varios factores le llevaron a enriquecer su concepción del mundo interno. Entre otros, constatar que algunos casos clínicos evolucionaban desfavorablemente, observar la compulsión cansina y mortífera a los círculos viciosos, y especialmente –como a muchos intelectuales de su tiempo–, la conmoción que le produjo la barbarie desatada durante la I Guerra Mundial.

Inspirado, de algún modo, en el modelo del filósofo griego Empédocles, Freud planteó, en *Más allá del principio del placer* (publicado en 1920), que en toda persona conviven la pulsión de vida (eros) y la de muerte (tánatos). Sus expresiones pueden adoptar muchos rostros de forma latente y manifiesta, y de mayor o menor intensidad y duración. Sería equívoco pensar que son dos fuerzas independientes, pues se imbrican entre sí. Aunque no es el motivo que representa la figura del *yin yang*, este símbolo nos puede servir para ejemplificar que nada de lo que nos sucede se da en estado «incontaminado», sino que, por decirlo poéticamente, algo de eros habita en el tánatos, y viceversa. Además, se trata de una imagen no estática, sino dinámica, que fluctúa a lo largo de la vida según sean los sujetos y sus circunstancias.

Cabe también establecer una relación entre las tenden-
cias a construir o destruir, y el ejercicio del poder. Este no
solo concierne a los altos cargos. Concebirlo así resultaría
más liviano para cada uno de nosotros, porque incumbiría
solo a unos pocos: los que mandan. De hecho, la responsabilidad se puede ir desplazando siempre más allá de mi ámbito de influencia. Si ostento la jefatura de un servicio clínico,
la traslado al director médico. Y este puede depositarla en
quien dirige el departamento de salud correspondiente o en
el consejero autonómico de turno. De ahí, puede seguir su
periplo y pasar al ministerio, al consejo de ministros, a la
Unión Europea, y así sucesivamente. Es una estrategia inconsciente en la que todos podemos –y solemos– caer. Sobre
todo, a la hora de afrontar los sinsabores de las decisiones
equivocadas, los conflictos o los resultados desfavorables.
Porque cuando se trata de halagos o recompensas no suele
haber reparos en dar un paso al frente.

Lo que acabamos de decir no implica ignorar los indu-
dables límites de las acciones individuales y la complejidad
de la toma de decisiones cuando no solo intervienen sujetos concretos, sino que confluyen innumerables intereses
y actores. Somos seres insertos en sistemas –o redes– en
los que interactúan numerosas fuerzas. El primero es la
familia, pero podemos ir ensanchando nuestra perspectiva hasta abarcar entornos más amplios. No obstante, aquí
pretendemos apelar al lugar concreto en que cada uno está,
y a la responsabilidad y el margen de actuación que esto implica. Sin dejar de tener presente lo que Martha Nussbaum

nos recuerda al hablar de «la fragilidad del bien» tomando como inspiración las tragedias griegas: muchos de los ingredientes constitutivos de la vida buena y de las acciones que comportan son vulnerables a aspectos que escapan de nuestro control; entre otros, por ejemplo, la fortuna y sus avatares.

En todo caso, lo político debería volver a relacionarse con lo público; es decir, con el hecho de vivir en sociedad, y no meramente con los partidos que así se denominan o con las instituciones formales de gobierno. De hecho, Aristóteles dijo que los seres humanos somos «animales políticos» (en el sentido de la polis griega). Es decir, vivimos entre otros. Por tanto, cualquier acción u omisión es siempre política. La responsabilidad por nuestros actos debería ser valorada también desde esta óptica. «Hacer posible» es un deber cotidiano que no solo compete a cada persona.

....

No es fácil mandar. Mejor dicho, mandar bien, «suficientemente bien». Recuerdas con una media sonrisa aquel dicho castellano que escuchaste una vez: «Para conocer a Paquillo, dale un carguillo». Antes de regresar a casa, te detienes en un mirador desde el que se divisa la ciudad. Te notas cansada. No lo atribuyes a las horas continuadas de trabajo. Lo que más te agotan son las tensiones inherentes al poder. Piensas a menudo que el altruismo resulta sospechoso. Muchas acciones inocentes se tergiversan. Te asombra cómo decisiones técnicas, que podrían resolverse de manera rápida y sencilla, se embrollan mientras se libran pulsos inconscientes entre los actores involucrados.

Diriges un equipo y eres consciente de que hay días en los que tu mente no está clara, que no encuentras la forma de resolver un conflicto o solucionar una incidencia. Intentas favorecer un clima de respeto y escuchar las opiniones ajenas, pero al mismo tiempo eres consciente de que a veces hay que ser firme, dar órdenes precisas, decidir el rumbo. Y esto afecta a otras personas. No solo a los profesionales que diriges, sino también a los usuarios que atendéis. Intentas no perderlo nunca de vista. Como la importancia del buen trato, del diálogo como método («camino que seguir», en griego) que aspira a acoger las diferencias mientras se rema en aras del bien común. Puesto que esto, a la postre, es más importante que los resultados «cuantificables».

Siempre que hay una relación de desigualdad, más aún si se acompaña de un desequilibrio de fuerzas, se pondrá de manifiesto el poder en cualquiera de sus variadas formas, de manera más o menos explícita. Así sucede entre padres e hijos. Entre profesores y alumnos. Entre quienes cuidan y son atendidos. Entre quienes pueden conceder o denegar un permiso. En el trabajo. En la vía pública. En nuestro domicilio. De hecho, lo habitual es que las relaciones humanas no sean completamente horizontales, de igual a igual. Que haya interacciones verticales no cuestiona la necesidad de

reconocer la dignidad y los derechos de cada quien. Tampoco implica autoritarismo. En todo caso, incluso en las interacciones más equilibradas hay algo que pugna en nuestro
interior por hacer prevalecer lo propio. Basta detenerse en los
malentendidos o en las dificultades para escucharnos unos
a otros. En la facilidad con la que aparecen conflictos y en
lo complicado que resulta resolverlos. No cesa la pulsión de
dominio. O de sumisión, que es su otra cara.

Hay formas y formas de gobernar. Como si de un test pro-
yectivo se tratara, nos reflejamos en cómo usamos el poder
y en nuestra manera de amar, educar, discutir, expresarnos
o callar. En todas ellas, aparecen de nuevo las dos pulsiones
que antes hemos descrito, con la coloratura de su compleja
interdependencia. Porque ambas, eros y tánatos, giran en
torno a la «carencia», aunque los griegos solo vincularan esta
a Eros. El poder permite, de algún modo, expandir nuestra
área de influencia personal. Suplir, ilusoriamente, en todo
caso, ese vacío esencial. De algún modo, corteja con la inmortalidad, con que no nos afecten los límites o con lograr
el reconocimiento sin tacha de los demás.

La ambición es la pasión del poder. Aspira a que lo que
me rodea se amolde a lo que yo deseo, pienso y decido. Es un
afán que parece no saciarse. Corre el peligro (como apunta,
con agudeza, el término popular «síndrome de Moncloa») de
que, cuanto más se pliegue la vida a mis designios, más me
ensimisme, más me aleje de los rostros concretos, de las opiniones discordantes, de la realidad cotidiana. Se trata de una
inercia consustancial –casi diríamos que inevitablemente–

al poder. No en vano, puede ponerse también en relación con la corrupción, con pensar que puedo hacer y deshacer a mi antojo, ignorando lo que es justo, dando prebendas a los afines o leales, no tanto por sus méritos, sino porque no discrepen, se amolden a mis preferencias o no cuestionen mis formas. Me rodeo de quienes me permiten perpetuar o ampliar mi hegemonía, orillando a quienes puedan amenazarla. Y no se limita a los escándalos de los que se hacen eco los medios de comunicación. La corrupción permea la vida de muchos equipos e instituciones, que no son más que entes humanos. Es una deriva a la que el poder conduce si no somos capaces de detenernos. Si no nos paramos a escuchar a quienes nos rodean, aunque muchas veces no sea plato de gusto. De ahí la importancia de interrogarnos periódicamente sobre **para qué**, **por qué** y **para quién/es** trabajamos, gobernamos o servimos. Y de hacerlo hacia dentro y con los demás. También es la razón de la separación de poderes en la democracia, lo que en inglés se denomina, más ampliamente, *checks and balances*.

El reverso del daño es el perdón. Hoy se habla poco de él. Tal vez porque había acabado siendo monopolizado, de algún modo, por las instituciones religiosas. Pero es un asunto crucial para vivir bien. Hay muchas maneras de pedir perdón y de perdonar. Algunas veces brota de la creencia de no ser dignos de ser bien tratados. En tal caso, podemos acabar disculpándonos por todo con tal de que no nos rechacen.

El perdón esencial es otro asunto. Se relaciona con la compasión. Esta no debería identificarse con la lástima o la conmiseración. Ni con excusar indiscriminadamente a los demás. Sino con la conciencia plena de que vivir no es sencillo y que cada uno lo hace como puede. De hecho, muchas personas parten de condiciones muy adversas. Pero incluso en los casos en los que el destino ha sido más benevolente, la dificultad estriba en la complejidad que somos y nos rodea, nos percatemos o no de ello.

Desde ese punto de vista, el perdón no se limita a un gesto puntual de contrición y propósito de enmienda. Reconocer nuestra potencialidad de hacer daño, sea consciente o inconscientemente, nos coloca en situación de humildad constituyente. El perdón debe formar parte de una conciencia no disociada, lúcida, de las consecuencias, conocidas y desconocidas, de nuestros actos. En el caso de los traumas, suele ser necesaria la ayuda terapéutica para restañar las heridas que dejan en nuestro ser. Pero no solo hace acto de presencia en situaciones de tal calado, sino también en la vida ordinaria.

A menudo, el perdón se libra en la interacción de primera a segunda persona. Aunque también en la de cada uno consigo mismo. A veces, el proceso se inicia asumiendo una perspectiva de tercera persona. Reparando en que todos los seres, en mayor o menor medida, hacemos daño o lo recibimos. En que forma parte de la Vida. Poco a poco, esa perspectiva más distanciada emocionalmente puede acercarnos a lo esencial; es decir, a lo que nos concierne de verdad, a nuestra intimidad. Por lo que es preciso aminorar las revoluciones, hacer un alto en el camino. No tanto para rumiar sin tregua, sino para intentar ver con mayor claridad.

Perdonarse a uno mismo no es «autoindulgencia». Es conciencia de nuestros límites y de nuestra falibilidad. Para ello debe ir de la mano, a su vez, de la capacidad de disculparse, de asumir nuestros errores con la voluntad de aprender de ellos y de reparar en lo posible el perjuicio infligido. No se trata de flagelarnos, sino de recta intención.

De igual manera, perdonar a los demás no implica olvidar las afrentas o las agresiones. Tampoco debe vincularse a una desvalorización propia o a una ceguera ante la naturaleza de los agravios. Ni renunciar a que se haga justicia. Conservar la memoria del daño es clave tanto para dignificar a las víctimas como para evitar volver a caer en él. Se trata de procurar comprender –en lo posible-, más que de justificar, con la finalidad de que el mal recibido no malogre el resto de nuestra existencia y la de quienes nos rodean. Puede ser un proceso lento. A menudo no se completa del todo o se frustra por diversos motivos. Otras veces se limita a ser un ingrediente más del propósito de vivir bien. De lo que se trata, a la postre, es de intentar que el daño no acabe por tener la última palabra.

Y existen algunos seres de carne y hueso, ángeles sin alas, cuyos corazones resultan, pese a todo, indemnes frente a la crueldad. No sabemos cómo escapan a la onda expansiva del mal y a su mortífera tendencia a la repetición. Les hemos acompañado en nuestras consultas y conocido fuera de ella. Cuando ha sucedido, hemos sentido estar ante lo sagrado o lo divino posible. Y no habitan el más allá.

Capítulo 9
Se quedó afónica

El silencio no es la ausencia de ruido, sino de ego.

XAVIER MELLONI

....

Hace frío en los despachos de Urgencias. El sistema de calefacción se ha estropeado y, en pleno mes de diciembre, el aire sale congelado. Mantenimiento ha avisado de que se trata de una avería que tardará un par de días en resolverse. Esta mañana te dolía un poco la garganta. Notas cómo, a medida que pasan las horas, tu voz se va resintiendo. A las 8 de la tarde estás ya completamente afónica. Compartes la guardia con dos residentes, ambos de tercer y cuarto año. Son cabales y experimentados. Se ofrecen a valorar a todos los pacientes y comentar lo que sea preciso contigo. Una de las enfermeras del turno te ofrece una infusión caliente. Cuando te vas a la cama, aparentemente te encuentras algo mejor. Les dices a los residentes que os repartís el turno de noche. Tú te encargarás de las llamadas desde las 4 de la madrugada. Antes de acostarte, miras el plenilunio en lo alto.

*A las 5 y media suena el busca. Llamas a Urgencias y te in-
dican que varios pacientes han llegado en estado de intoxi-
cación por alcohol y drogas. Es algo habitual las noches de
fin de semana. Uno de ellos está alterado y te piden insisten-
temente que bajes a valorarlo. Después de revisar su historia
en el control de enfermería, te acercas a la cama donde se
encuentra. Está vociferando, desinhibido y locuaz. Sientes a
los pacientes incómodos en las camas de alrededor, desvela-
dos por el jaleo y por el propio malestar. Te aproximas a la
cabecera de la cama. Y cuando intentas decir algo, tu voz no
responde. Él te mira estupefacto. No te queda más remedio
que susurrarle que guarde silencio. Aunque sus ojos nadan
aún en los efectos de las drogas que ha consumido, te sor-
prende que responda en voz baja. Hace un gesto de silencio
con el dedo y te guiña el ojo: «Hay que callarse, que la doctora
no puede hablar». Permaneces un rato a su lado. Te mira
fijamente, sonriendo por la embriaguez, pero poco a poco
sus párpados caen y se queda dormido. Apuntas tus obser-
vaciones e indicaciones terapéuticas en la historia clínica.
Y te despides del equipo de enfermería. «Ha sido una noche
dura», te comentan. «Y para colmo, los gritos».*

Hay una expresión inglesa que recoge cómo funciona nuestra mente cuando hablamos con alguien si no estamos en
condiciones para escuchar de verdad: *words in the mouth*
(«palabras en boca»). Están a punto de salir disparadas antes
de que el interlocutor acabe. Suele pasar a menudo. Nos im-

porta más lo que tenemos en la cabeza que lo que nos cuentan. Los latinos diferenciaban entre callarse (*tacere*) y guardar silencio (*silere*). Mientras que el primero implica dejar de hablar, tal vez por obligación o porque la incomunicación nos lo impide, en el segundo nos silenciamos para escuchar y escucharnos. Pero no solo para ello, sino también para poder encontrar la forma y el fondo del buen decir. Porque las palabras y los silencios importan. Igual que la manera de hacerlo.

No es lo mismo el diálogo con nosotros mismos, que lo que decimos de viva voz o que ponemos por escrito. El tránsito de la tradición oral a la escrita que sucedió en Grecia en torno al siglo VIII a.C., supuso un cambio significativo en la manera de relacionarnos con los sentimientos, de articular el pensamiento, o de gobernar nuestra conducta. Tampoco es baladí el soporte que empleemos y la velocidad a la que nuestro mensaje pueda llegar al receptor. El tempo de las cartas por correo ordinario no es el de los WhatsApp. Y todo ello configura nuestras vivencias. Porque esperar, casi instantáneamente, la respuesta del otro o saber dónde está en cada momento afecta a mi relación con él. Que apenas haya espacio ni tiempo para la ausencia o para la incertidumbre condiciona mi capacidad para demorar mis necesidades y la naturaleza de mis vivencias.

Nuestro interior no está quieto. Ni siquiera en sueños. Menos aún en vigilia. En la conciencia bullen pensamientos y emociones. Reelaboramos de forma más o menos consciente los innumerables estímulos que recibimos constantemente, así como también nuestras sensaciones internas; todo lo cual se acaba condensando en una impresión general, ya sea de bienestar o de malestar difuso o localizado.

Anticipamos y recordamos. Así podemos prever los peligros de acuerdo con lo que nos enseña la propia experiencia. Desde pequeños aprendemos a nombrar y a clasificar. A menudo, de manera dicotómica. Prejuzgamos inevitablemente para poder afrontar la realidad sin tener que partir de cero en cada situación. De igual manera, replicamos automáticamente patrones que se han ido consolidando a lo largo de años. No se puede estar improvisando constantemente. Resultaría muy costoso a nivel psíquico-corporal. También menguaría nuestra capacidad de adaptarnos al contexto.

Los modos de reaccionar se van consolidando con los años y son los que, de algún modo, explican que repitamos muchas conductas. Que tropecemos en la misma piedra. Que lamentemos algunas palabras, después de haberlas pronunciado. Pero también nos permiten dar un «volantazo» a tiempo y salvarnos de un infortunio. Lo que ocurre es que, en muchas circunstancias, la respuesta inmediata no es la mejor opción. Sobre todo, si la prioridad es vivir bien, y no meramente sobrevivir.

Amanecemos a diario con un estar-en-el-mundo propio de cada persona. Los fenomenólogos hablan de una conciencia «preverbal», esa sensación compleja que se vive en la singularidad de cada cuerpo-mente en contexto. Un ser-estar-sentirme yo que no se puede experimentar más que en primera persona. Nietzsche hablaba de que una atmósfera nos habita. El símil meteorológico puede servirnos. Somos un clima con todas sus variaciones. La mayoría, ajenas a nuestra voluntad.

Lo que somos no es solo vivencia interna, sino que también se muestra al exterior. Castilla del Pino hablaba de los diversos «yoes» con los que cada sujeto se presenta ante los demás. Algunos más cardinales, otros más periféricos. En el contacto con los otros, nos puede contrariar comprobar que lo que creemos que somos no se corresponde, en mayor o menor medida, con lo que los demás ven de nosotros. Y ello se debe a todo lo que transmitimos inconscientemente, más allá de nuestras palabras y de lo que nos contamos en nuestros soliloquios.

El médico romano Galeno adaptó la teoría humoral de Hipócrates, influido a su vez por el filósofo Empédocles, para explicar las variaciones del temperamento. En las personas alegres y optimistas, con tendencia a expresar sus emociones y confiadas en sí mismas, predominaba la sangre (vinculada al aire, cuyas propiedades eran la calidez y la humedad). En los melancólicos, la bilis negra (relacionada con la tierra y con el frío y la sequedad), de ahí su tendencia a la tristeza, la sensibilidad artística y la facilidad para sentirse conmovidos. Los flemáticos, en cambio, estaban gobernados por la flema (que, como el agua, sería fría y húmeda), lo que los llevaba a permanecer imperturbables ante los avatares de la existencia, predominando en ellos la frialdad y la racionalidad. Los coléricos presentaban un exceso de bilis amarilla (como el aire, cálido y húmedo), gracias a la cual se mostrarían pletóricos de energía, fogosos y apasionados. En la

actualidad, las tipologías de personalidad, en las que confluyen el temperamento (o clima primordial) y los rasgos del
carácter (segunda naturaleza para Aristóteles, adquirida por
los hábitos), se han ido haciendo más complejas. Pero la cla-
sificación galénica sigue expresando –hoy de un modo más
poético que científico– la polimorfa naturaleza de nuestro
temple.

En nosotros hay también un ruido que no cesa. Cavilacio-
nes, recuerdos, juicios o planes. Puede ser como el tráfico de
una ciudad o como el rumor del campo. Solo nos percatamos
cuando nos detenemos. Pero hacerlo no es sencillo. Menos
aún en nuestro tiempo, donde prevalece el imperativo categórico del rendimiento, de modo que las horas se exprimen
sin tregua, de una cosa a otra, hasta el agotamiento. Las pau-
sas se aplazan para las vacaciones, pero, entonces, hay tantos
anhelos de colmar lo no vivido ni respirado a diario que el
mero dejar de hacer sin freno puede ser vivido como des-
perdicio o fracaso. Así pues, la lógica del provecho también
permea el tiempo libre alimentando, a su vez, la rueda del
consumo de experiencias de toda índole que colmen nuestros deseos más o menos fugaces.

Los pacientes se extrañan a menudo cuando, para com-
batir el estrés, se les sugiere que hagan al menos una pausa
diaria. Se les advierte que será preciso protegerla frente a las
mil y una razones de desistir. Porque detenerse inútilmente
tiene hoy en día todas las de perder. Siempre hay una excusa,
más o menos bien argumentada, para no hacerlo. Incluso
cuando apenas sean cinco minutos.

El ruido no solo nos habita hacia dentro. También nos rodea. Desde que nos levantamos, un torrente de información nos envuelve. En la era de la «hiperconectividad» digital, más que nunca. Consultamos los diarios, abrimos los chats donde se suceden memes o avisos, contestamos correos, se suceden telediarios, oímos la radio, vemos series. Aguardamos, impacientes, a que vuelva la cobertura de señal para no dejar pasar ese río que nos anega, sin darnos cuenta, en su insomne devenir. La necesidad de estar al día, de no perder detalle, se vuelve más acuciante aún cuando algún acontecimiento extraordinario turba nuestra cotidianidad. Bien es verdad que muchos sobresaltos son generados o amplificados por los medios de comunicación donde se suceden en bucle variadas primicias sobre determinados temas, orillando otros que no interesa que capten la atención de los espectadores.

Nadamos también en innumerables conversaciones. Alternamos preguntas y respuestas. Afirmaciones y negaciones. Momentos de catarsis, alegatos de toda índole, réplicas, órdenes, murmuraciones, calumnias, halagos, chistes o anécdotas. Nuestra conversación multiforme resuena en los vagones del metro, en las calles, en las tiendas, en las cafeterías, en los lugares de trabajo, en los colegios, en los encuentros de amigos, en nuestras casas, en la intimidad de dos cuerpos entreverados. Palabras que se acompañan de gritos, de lágrimas; que se susurran o proclaman, amenazan, prohíben, permiten; que se convierten en monólogo, enseñan, consuelan o dañan; que se declaman en versos o se plasman por escrito. Otras se articulan en un decreto ley, se discursean sin decir apenas nada, son capaces de la luz y del deleite, pero también de mostrarse turbias, indignas, ofensivas, falaces. Se expresan en miles de idiomas, cada cual con su peculiar manera de aprehender el mundo, lo que se refleja en su sintaxis, en su léxico o en cómo se conjugan sus verbos. Polifónica torre de Babel donde pueden imperar los malentendidos, no estrictamente lingüísticos, pero en la que también aspira la pasión de traducir los discursos con la finalidad de intentar comprendernos algo mejor, siquiera a tientas. Las lenguas, como todo lo humano, pueden servir para construir puentes o delimitar fronteras. Y entre ambos extremos caben incontables matices.

Pero las palabras también enmudecen. Al sentirnos solos, en los funerales, cuando el desamor, en la desesperación, al sentirnos traicionados o decepcionados, al atravesar la noche oscura del alma, ante la crueldad, cuando no encontramos respuestas, pero también cuando tememos revelarnos tal y cómo somos por miedo al rechazo. No solo nos silencia la vergüenza, sino también la culpa, el terror, la censura o el acoso.

A veces, en cambio, dejamos de saber qué decir ante lo sublime, cuando la Vida se despliega inconmensurable ante nosotros: mar, cielo que amanece, montañas que callan en lo alto, flores, algunos rostros... Y lo hacemos para siempre al morir, aunque lo que hayamos sido siga vivo, hablando en otras memorias, renovándose siempre, más allá de nuestras existencias limitadas.

....

Al quedarte afónica, tu parloteo interno –ese rumor que te tiene a ti por protagonista, en el centro de la relación con todo lo demás– parece haberse suspendido al mismo tiempo que tu voz. Aunque haya sido fortuito, te acaba de brindar una oportunidad de oro –cuál no lo es, te preguntas a diario– para atender, sin interrupciones verbales o mentales, a lo que te cuentan los residentes que te acompañan esa noche de guardia, a las confesiones de las enfermeras de Urgencias, a los sonidos que reverberan más allá de las cuatro paredes que te envuelven.

Cuando dejáis de hablar, llega como un relámpago hasta ti el eco de las periferias que tan lejos te quedan cuando te secuestra la inmediatez de lo propio. En este mismo instante, algunos seres huyen de la violencia, de las discordias o de innumerables fuentes de dolor. Suceden nacimientos y muertes, declaraciones de amor y abandonos, actos innobles y gestos de ternura, sale y se pone el sol, se aparean animales, llueve o hace frío, arden bosques, se construyen casas, algunos niños atienden a sus lecciones y otros no pueden seguir escolarizados, un disparo acaba con una vida, riadas de vehículos se desplazan de un lugar a otro, bailan unos jóvenes en una discoteca, hay quien tiene que vender su cuerpo para sobrevivir, se escriben millones de mensajes, se profieren ofensas y se pide perdón, se cocina con esmero, los parques se pueblan y vacían de moradores al compás de la luz diurna, hay gritos de rabia y de júbilo, suena la música en una sala de conciertos y muchos duermen, bajo techo y sin él. Como sucede

cuando impacta una piedra en la quietud del lago, las on-
das de tu atención se extienden, vertiginosas, más allá de ti
para hacerte cargo de todo ello y de que la Tierra gira, como
otros planetas, alrededor del Sol. Y la imaginación te condu-
ce incluso allende nuestra galaxia. Sin que sepas muy bien
cómo, ese vuelo mental no te conduce a la evasión, sino a
una mayor lucidez. Tu atención regresa ahora, a la velocidad
del rayo, al lugar en que estás. El que perciben tus sentidos.
El que tu voz, justo hoy, no puede expresar. A las personas
que te rodean. Se te impone, una vez más, la certidumbre sin
palabras de que la Vida te excede. Y que hay que honrarla.
Cada instante. Traiga lo que traiga.

Capítulo 10
Dime cómo miras

Lo esencial es invisible a los ojos; solo
se ve bien con el corazón.

ANTOINE DE SAINT-ÉXUPERY

....

*Sobre la mesa de tu despacho hay un sobre con un regalo. Lo
ha dejado para ti un paciente. Es un oftalmólogo de mediana
edad a quien hace unos días diste el alta. Ha permanecido
ingresado más de un mes, tras un intento de suicidio grave. El
azar quiso que, pese a adoptar todas las precauciones para
que no le encontraran, su novio consiguiera contactar con él
instantes antes de desplomarse en una habitación de hotel,
bajo el efecto de un cóctel de medicación letal. Gracias a la
ayuda de la policía y al localizador del móvil, los servicios
de emergencia pudieron intervenir a tiempo para salvarle.
Llevaba meses sumido en una depresión grave. No le había
sucedido antes. Los últimos días prácticamente dejó de dormir. Una desazón inenarrable se adueñó de él. La muerte se
convirtió, de repente, en la única opción para terminar con
esa pesadilla. Y, al ser médico, sabía cómo hacerlo.*

Antes de abrir el regalo, recuerdas cómo, a medida que la me-
dicación empezó a hacer efecto, comenzó a salir de la postra-
ción y de una zozobra sin consuelo. Tiene una mirada bon-
dadosa. Su tono de voz es pausado, delicado. Desenvuelves
el paquete. Es un libro. Habéis hablado de muchos durante
su ingreso, mientras le acompañabas en su trayecto de salida
a la luz, como Orfeo a Eurídice, pero con mejor final. En la
primera página, lees su dedicatoria: «Yo curo a diario los ojos
del cuerpo. Gracias por sanarme los del corazón». Cuando
eras más joven, lo recibías como un halago. Los años te han
hecho comprender sin palabras que no se trata de algo que
suceda por ti. Es la Vida la que obra esos pequeños milagros.

El filósofo y psicopatólogo de principios del siglo xx, Karl
Jaspers, inspirado en Heidegger, planteó que, solo cuando
nos hacemos conscientes de la posibilidad real de nuestra
muerte –facultad, por el momento, solo conocida en los seres humanos–, la existencia puede pasar a ser vivida de manera auténtica. Esa toma de conciencia se puede activar en
circunstancias o momentos límites. Por ejemplo, al anun-
ciarnos que tenemos una enfermedad potencialmente fatal,
cuando, precisamente ante la angustia del fin inminente,
se nos abre la disyuntiva de conducirnos de otra manera.
Cuando contactamos profundamente con la realidad de tener una duración finita, la conciencia se clarifica y es capaz
de ver lo esencial. Y de que la vida cambie, a partir de entonces, de acuerdo con ello. Bien es verdad que muchas per-

sonas atraviesan ese tipo de experiencias sin que implique una reconsideración profunda de su manera de vivir. De algún modo, hay algo indisponible en que así suceda. Aunque también depende, en cierta medida, de cómo hemos vivido interiormente hasta entonces.

En muchas culturas como la semítica, el corazón designa no tanto un órgano corporal cuanto la facultad de ver lo esencial. Se asocia con la sabiduría, algo que va más allá de la mera racionalidad, de la inteligencia y de la erudición, y que tiene que ver, en cambio, con acceder a otra dimensión de lo real, la que se asocia a vivir bien. Lejos de lo que podamos pensar, no se trata de nada complejo ni críptico, sino sencillo, claro y distinto («tan cierto como la luz del mediodía», como diría San Juan de la Cruz). Y no es mera acumulación de conocimiento, sino que se traduce en acción.

Según la Real Academia Española, la palabra *esencia* tiene varias acepciones: 1) aquello que constituye la naturaleza de las cosas, lo permanente e invariable de ellas; 2) lo más importante y característico de una cosa; 3) extracto líquido concentrado de una sustancia generalmente aromática; 4) perfume líquido con gran concentración de la sustancia o sustancias aromáticas; 5) líquido muy oloroso, presente en un gran número de familias vegetales, constituido principalmente por hidrocarburos y derivados, y que se utiliza en perfumería.

Cuando hablamos de ver lo esencial, se trata de abrir los ojos a lo más importante que hay en la vida. Curiosamente, ese despertar puede suceder en determinadas situaciones o experiencias radicales, a solas o con alguien, cuando nos percatamos de que no somos inmortales, sino de que nuestra vida tocará en algún momento a su fin (*certus est, incertus quando*, decían los latinos de la muerte).

Este proceso no solo se puede desencadenar en primera persona (ante la certidumbre de la propia finitud), sino que puede tener lugar cuando reparamos en que todo lo que existe no perdura indefinidamente. De hecho, la pregunta sobre si algo persiste más allá del empuje constante del devenir es una de las primeras preocupaciones de la historia de la filosofía. Acaso solo dure para siempre el logos, ese lenguaje, más allá de las meras palabras, que hila nuestros discursos y constituye nuestro espacio compartido. Para la filosofía hindú *advaita*, estaríamos refiriéndonos a la conciencia, que para cada persona solo es un fenómeno transitorio. De hecho, Aristóteles señaló que la única inmortalidad posible no correspondía a la *psyque*, sino al *nous*, ese espíritu que trasciende a cada ser humano, la razón común que somos, más allá de nuestras existencias concretas.

La mayoría de las religiones proponen que existe algo que nos trasciende y que permanece más allá de nuestra evidente caducidad. Acaso sea su razón de ser última, más allá de su función como elemento de cohesión social y proveedor de certidumbres. El afán de renombre o notoriedad puede verse también como la búsqueda de cierta suerte de inmortalidad. Para otros, en cambio, lo único alcanzable, tal vez, en un sentido más humilde, pero más realista del devenir, es lo que propone Boris Pasternak en su novela *Doctor Zhivago*: «permanecer en el recuerdo de quienes nos amaron» (o de quienes convivieron con nosotros). En ese caso, nuestra duración desafiaría la de la propia vida, pero no resultaría mucho más, en el mejor de los casos, que la de las dos o tres generaciones de allegados o coetáneos que nos recordarán, quizás, cuando ya hayamos fallecido. Tal vez lo que persista sea la Vida (en mayúsculas). Aunque nuestros avatares se mustien y nuestras memorias se borren, seguirá aconteciendo esa emergencia multiforme que no cesa de renovarse, más allá de nuestras singularidades.

En todo caso, hay un modo menos trágico de afrontar la muerte como ese punto final irreversible que recoge el parte de defunción, un día concreto, el último de nuestra biografía. Nacimiento y muerte suceden a diario. Este rudimentario planteamiento de cómo nos afecta el tiempo puede permitirnos tomar conciencia de que lo que sucede hoy no volverá a ocurrir (en apariencia) y de que nuestras acciones crean realidades o dejan de hacerlo. Que los seres agotamos poco a poco nuestro tiempo. Que ningún momento es igual a otro y que, por tanto, es preciso tomar conciencia del incalculable valor del aquí y ahora. Como alternativa al planteamiento de Heidegger de tener presente la muerte para que la vida sea «auténtica», Hannah Arendt reivindicó que tomáramos conciencia de lo extraordinario que es estar vivos. Ese asombro esencial, más que la angustia, podría conducirnos a vivir mejor. Esa apertura al momento a lo que traiga consigo es lo que François Jullien denomina «disponibilidad». Es lo reflexiona Montaigne a propósito del vivir: «cuando bailo, bailo; cuando duermo, duermo».

No queremos caer en una mera vindicación de «presentismo» hedónico, tan caro en nuestro tiempo, sino más bien reparar en que cada instante es irremplazable, puesto que si hoy no vuelve, no lo haré yo ni quienes amo o me rodean. Tampoco será baladí qué hago o dejo de hacer. Ni el impacto de mis acciones cuando ya no esté. Sujeto y mundo no son entidades separadas sino entreveradas. Se trataría, por tanto, de aceptar la «indisponibilidad» del mundo al tiempo que nos comprometemos con lo que está en nuestra mano.

Para ello es preciso detenerse. Pues estamos de algún modo programados para «sobrevivir»; es decir, para acumular instantes, ser durables, lo máximo que se pueda, en ese runrún que nos va llevando de una cosa a otra, de un acontecimiento al siguiente, sin más. Pero vivir bien no consiste en sumar años porque sí, sino en hacerlo con la mayor plenitud posible. La lucidez puede llegar si creamos las condiciones para recibirla. Pero sucede a sus tiempos y maneras. Es ingenuo pretenderla explícitamente. De su carácter impredecible puede decirse aquello que se canta en *El amor brujo*: «lo huyes y te persigue, lo llamas y echa a correr...». Pues ni lo que suceda, ni el cuándo, ni el cómo nos corresponden.

Podemos aventurar algo más. Los seres humanos percibimos de la luz solo el espectro visible; es decir, unas determinadas longitudes de onda. Pero la radiación electromagnética se extiende desde los rayos gamma a las ondas de radio.

De igual modo, solo podemos experimentar el tiempo como sucesivo, como una línea en la que el pasado se sigue del presente y del futuro. Precisamente fue Kant quien describió que el espacio y el tiempo eran dos *a priori* de la conciencia, moldes ya preformados a partir de los cuales aprehendemos la realidad. Cabe puntualizar aquí que nuestras categorías temporales también tienen que ver con cómo se estructura nuestro lenguaje, distinto, por ejemplo, en las lenguas de origen indoeuropeo, donde se delimitan pasado, presente y futuro, de otras, donde prevalece el infinitivo.

En todo caso, la noción del tiempo compatible con la física clásica (newtoniana) fue desafiada a principios del siglo XX por la teoría de la relatividad. Sabemos desde entonces que el tiempo y el espacio son relativos a la posición del observador e incluso que el tiempo no es lineal, sino que puede curvarse por efecto de la gravedad. De hecho, para la fenomenología –movimiento filosófico que despegó a principios del siglo pasado– uno de los principales aspectos del mundo interno es la vivencia de la temporalidad. La subjetiva, más allá de la que marcan los relojes.

Debemos a la relectura de Heráclito por parte de Nietzsche y Heidegger el descubrimiento de los cuatro modos posibles del tiempo en la Grecia antigua:

- Kronos: tiempo sucesivo, el que vuela en el segundero y vemos que pasa inexorable en dirección a la muerte.
- Kairíos: el momento propicio, el que nos brinda una oportunidad única, que podemos o no aprovechar.

- Aidión: este es, por el contrario, el tiempo eterno visto desde la vista incondicionada de la Vida. Aidión engloba el pasado, el presente y el futuro, sin que exista una distinción entre ellos.

- Aión: entre Kronos y Aidión se sitúa como gran mediador, Aión, tiempo que, como dice la filósofa española Teresa Oñate, «no pasa ni se fuga, ni corre ni se esfuma, ni avanza ni retrocede, porque no va ni viene, porque nada tiene que ver con el movimiento ni con la carencia». Aión acontece al contemplar una obra de arte o un paisaje, en el encuentro entre dos enamorados, cuando el segundero queda en suspenso y nos quedamos ensimismados, deleitados, con sensación de que las horas no han discurrido o que lo han hecho ligeras, con nosotros suspendidos en ellas.

Según nos conduzcamos en la vida, prevalece una u otra modalidad de tiempo. En el trajín diario, de cumplir con obligaciones y seguir rutinas, de cumplir tareas y alcanzar objetivos, Kronos ejerce, en implacable silencio, su soberanía. Y consume, inmisericorde, las horas de las que disponemos desde nuestro nacimiento. Muchas de las personas que nos consultan por estrés hablan de esa sensación, la de que su tiempo es fugitivo y se les agota, lo cual se acompaña a menudo del síntoma «angustia». No en vano, esta palabra proviene del latín *angor* (estrechez); cuando solo se nos activa el modo de supervivencia, cuando impera Kronos, las costuras del ser se nos aprietan, por decirlo de alguna manera.

Como reflexionaba una paciente de setenta años en el lecho de muerte, con una lucidez inesperada: «¿Esto es todo? ¿Se me acaba ya la vida? Debería haberme dado cuenta antes... El tiempo vuela... Tenía que haberlo usado mejor. Hazlo tú, que aún vives». Exhortación en la que resuena el lema que propugnó Goethe y sobre el que reflexiona Pierre Hadot en uno de sus libros: «No te olvides de vivir».

A veces, la Vida nos coloca ante oportunidades únicas. Aprovechar el Kairós implica estar al acecho y no dejarlas pasar. En Grecia se le representaba como un anciano con un único mechón blanco de pelo que sobresalía de su cráneo y al que había que agarrarse al vuelo cuando compareciera. Ese tiempo propicio para algo puede entenderse de una manera meramente instrumental. Pero hay un sentido más hondo, el de situaciones o encuentros personales que no se repetirán y que no se deben desaprovechar, porque nos va la Vida en ellos. Son aquellos que nos abren las puertas a poder vivir de otra manera.

Aidión es una intuición griega genial. De hecho, como decíamos antes, solo por cómo estamos constituidos y también por la configuración de nuestro lenguaje percibimos la temporalidad de manera sucesiva, en un solo sentido inexorable, de pasado a futuro pasando por el presente. Pero el tiempo puede entenderse como un todo, como un simultáneo acontecer lo ya vivido, lo que se presencia y lo porvenir. Cabe conjeturar que esta percepción solo se dará al final de nuestros días, si bien hay atisbos de ella en experiencias de conciencia plena, como las que describen algunos místicos, poetas

o meditadores. Cuando la Vida –«toda *sciencia* trascendien-
do», como diría San Juan de la Cruz– se percibe como una
unidad, sin distinciones de espacio ni tiempo, experiencia en
la que todos los seres, vivos y muertos, animados e inanima-
dos, estan interconectados, sin negar sus diferencias. Nada
desaparece, por tanto. Ni siquiera las diversas posibilidades
de lo real, esas que no acontecen porque sucede uno u otro
curso de acción.

Por último, hay una manera fragmentaria de contactar
con el tiempo eterno. A la mayoría de las personas nos ha
ocurrido, al menos, una vez. Cuando disfrutamos con quienes amamos, cuando se despliega ante nosotros la naturaleza con su elocuencia callada o contemplamos una creación
artística que nos conmueve, Kronos abandona su hegemonía en favor de Aión. Entonces, siquiera por un rato, tenemos
la sensación de que desafiamos la caducidad de nuestro ser.
Momentos de plenitud que aligeran nuestro existir. Quienes,
tras una experiencia de esta índole, reparan en que «otro
tiempo es posible» tienen la oportunidad (Kairós) de empezar a tomarse la vida de otra manera. La «tempiternidad» a
la que aludía Raimon Pannikar bien podría ser ese Aidión
(tiempo como todo, y no como mera sucesión inexorable)
que las experiencias de Aión (tiempo eterno o eternidad posible) nos permiten vislumbrar.

El buen vivir tiene que ver con propiciar a diario la preeminencia de esta última dimensión. No se trata de una
modalidad «tardocapitalista» del *carpe diem*, sino de algo
más profundo. Solo cuando desde el amanecer al anochecer

reparamos en el milagro de existir y tratamos cada instante con la consideración que merece, dejamos de sentirnos devorados por el tiempo. Para ello, es preciso vivir atentos tanto hacia nuestra interioridad como hacia todo lo que nos rodea. Con los ojos del corazón –esa dimensión más honda nuestra– abiertos de par en par. Se trata de un norte, al fin y al cabo, pues sería ilusorio y pretencioso pensar que vamos a ser capaces de mantenernos siempre en ese modo de vivir. Pero si somos conscientes de su importancia, volveremos a ajustar nuestro rumbo cuantas veces sea necesario para no perderlo de vista.

Esa lucidez (o acuidad) solo se consigue si se cultiva a diario. Y realmente nos permite vivir en lo esencial y desde lo esencial. De modo que nuestras decisiones dejan de estar marcadas por determinadas prioridades –ambición de bienes; necesidad de que los seres que queremos nos pertenezcan en exclusiva o giren en nuestra órbita; afán de poder, de notoriedad o de aprobación social; obligaciones «autoimpuestas», pero realmente innecesarias– y resplandece, en cambio, la preocupación genuina por el otro, por el cuidado de los demás, de la naturaleza y de nuestro propio ser. De algún modo, dejamos de darnos excesiva importancia y nos ponemos a Vivir, en mayúsculas, pero sin alardes ni grandilocuencias.

Es cierto que no solo la bondad perdura, sino también el daño y sus efectos. Entre ambos existen todos los matices que quepa imaginar. Todo queda integrado en la Vida, más grande que los seres que vamos compareciendo en ella y que las dimensiones que no son capaces de acotarla: nuestras nociones de tiempo y espacio, nuestras leyes y categorías separadas y distintas, cuantificables, clasificables y domeñables. Retomando la frase de Bergson a la que nos hemos referido en la introducción de este libro: «la Vida excede a la Inteligencia». Cuando esto lo experimentamos en primera persona, se produce un cambio radical: el que nos permite acceder a una vida verdadera, esa que no está escrita en ningún lugar si nos atrevemos. Lejos de lo que suele creerse, lo real supera con creces a la ficción. Como la verdad, a la imaginación.

Se confunden quienes piensan que esa manera de vivir está al alcance solo de quienes le hayan dado vueltas al asunto de manera sesuda o tengan una vida acomodada, bien situada en lo económico o en lo social. En nuestra práctica clínica y fuera de ella hemos conocido a personas «sin trampa ni cartón», implicadas en la vida sin alardes. No tienen que ser ni las más brillantes intelectualmente ni las de más bella envoltura corporal; tampoco, las más favorecidas en riquezas materiales. Aunque en todos esos ámbitos, como en cualquier otro de la vida, también las haya. Usando la expresión catalana, son aquellas que *van fent* («van haciendo»), acogen lo que les llega sin más, cuidan sus relaciones personales, generalmente obran el bien (común) y suelen morir sin hacer mucho ruido, pero habiendo mejorado, sin grandes pretensiones, la convivencia.

Es relativamente sencillo detectar a las personas que viven así. Suelen llevar una existencia fructífera en el campo que sea. No se amilanan ante la adversidad. Escuchan a quienes les rodean. A su lado nos sentimos mejor. Nos aligeran el día a día. Les interesa más buscar soluciones a los problemas y contratiempos que quejarse de su mala suerte. De algún modo, intentan hacer lo posible y no lamentarse de lo imposible. Suelen estar tan ocupadas en vivir que no consumen sus horas en juzgar a los demás, pues suficiente tienen ya con lo suyo; es decir, con su propia vida y con su quehacer. Sin plantearlo explícitamente, asumen que solo les pertenece lo que hagan, y no los resultados. Además, no suelen tomarse muy en serio a sí mismas. En realidad, sin grandes dramas, son conscientes de sus propios límites y de los de quienes les rodean.

Puede parecer irreal, pero hay personas así. Las hemos conocido en nuestras familias, en la escuela, en el grupo de amistades, en nuestro trabajo. «Buena gente», que se suele decir. Nos hacen mejores. Como suele pasar con el buen amor. Y sientan muy bien a nuestro lado. Merece la pena no dejarlas pasar o, como diría el poeta, guardarlas bien en nuestro corazón. Cultivar su trato. Del mismo modo que suele ser recomendable, siempre que se pueda, alejarse de quienes se encuentran en las antípodas de esa forma de comportarse y que se han denominado, en la literatura de divulgación más reciente, «personas tóxicas». Aunque, éticamente, «nadie sea más ni menos que nadie», hay seres extraordinarios que nos inspiran y, otros, que nos envilecen.

Hay quien nace con un temperamento natural que facilita el obrar bien, pero también es verdad que puede aprenderse.

El carácter es, como diría Aristóteles, una «segunda naturaleza» que se adquiere con los hábitos. Así que ese modo
de estar-en-el-mundo de algunos seres excepcionales a los
que nos hemos referido, para la mayoría de nosotros no será
más que un ideal virtuoso –por tanto, nunca plenamente alcanzable– hacia el que orientar nuestro día a día. Porque la
mayoría de las personas obramos de muchas maneras, de las
más nobles a las menos. Y porque también nuestras acciones
están sujetas a los vaivenes de lo «indisponible».

En todo caso, para no perder el norte, insistimos: hay que
detenerse. De ese modo, Kronos dejará de consumirnos sin
freno, entre prisas e innumerables ocupaciones que nos im-
piden percatarnos de lo que nos ocurre y de cómo nos sentimos nosotros y quienes nos rodean. Si ponemos freno a
su voracidad, el tiempo y la atención no serán meros bienes
que gastar o en los que invertir, sino riquezas de incalculable valor que nos permiten vislumbrar, siquiera a ráfagas, lo
esencial. Para ello va a ser necesario incorporar esa lentitud
diligente y despierta que de manera paradójica resume la
frase: «Vísteme despacio que tengo prisa». También dejar de
acumular. En el sentido literal y metafórico. Al final, vamos
a partir más que ligeros de equipaje. Eso, seguro.

Como fantaseó Michael Ende en *Momo*, los hombres
grises consumen como cigarrillos ese tiempo que les entre-
gamos sin cautelas, al dedicarnos ciegamente a todas esas
cosas tan «importantes» que luego resultan no serlo tanto.
Sin perder de vista que nuestros tiempos a menudo están
dedicados a ganarnos las habichuelas o, más ampliamente,

a sobrevivir, el tiempo que marca la diferencia es ese que dedicamos a hacer lo que tenemos en ese momento entre manos lo mejor posible («porque importa más que el hacerlo», que diría Antonio Machado). El que nos lleva a tratar con consideración a las personas que nos cruzamos, a dedicar un buen rato a conversar, a perder el tiempo disfrutando de su mero transcurrir y el que nos permite reparar en la excepcionalidad de estar vivos. Momo es la niña que en la novela se conduce así. Por eso, los seres que buscan lo esencial acaban por encontrarla, aunque sea en lo invisible. Pues no se trata de un personaje, sin más, de la literatura, sino de una lúcida caracterización de una manera de estar-en-el-mundo.

«Vivir bien» no es sinónimo de bienestar. De hecho, implica ser capaces de atravesar el sufrimiento y el daño, recibido o infligido, consciente o no, pues ambos son inherentes a la existencia. Tampoco supone entronizar nuestro «yo», de manera que todo nos sea concedido, el mundo gire a nuestro alrededor y nademos en un nirvana de autocomplacencia. En realidad, vivir implica estar disponible, abrirse a lo que cada día traiga de suyo. También a la muerte, no vista de manera funesta, sino como el otro reverso del devenir.

Se trata, por tanto, de tomar conciencia de nuestros límites, de los de la naturaleza y de los ajenos. También, de que no estamos solos en el mundo ni somos la medida de todas las cosas, con lo que ello implica. Y quien vive bien ama, de una u otra manera. Lo que no debe entenderse –como se nos viene a bote pronto a la mente por culpa del extendido equívoco propio del romanticismo sentimental– con encontrar la media naranja, sino con procurar el bien posible. A quienes nos rodean, desde los más cercanos a los menos. Con nuestras luces y sombras. Y las de los demás. Recurrimos de nuevo a la lucidez de Antonio Machado, quien nos advirtió:

Hoy es siempre todavía, toda la vida es ahora.
Y ahora, ahora es el momento de cumplir las
promesas que nos hicimos. Porque ayer no lo
hicimos, porque mañana es tarde. Ahora.

A modo de (in)conclusión

En mi fin está mi principio
T. S. ELIOT

Nos pasamos la vida sacando conclusiones y queriendo «acabar cosas». Hay que hacerlo. Resumir lo leído, cerrar una historia, pasar de etapa, dejar un trabajo, despedir un amor. Hasta el momento en que digamos el adiós definitivo: hasta aquí he llegado, así usé el tiempo que se me concedió al nacer. Inventamos artilugios, construimos edificios, escribimos novelas, componemos canciones, tenemos descendencia, batimos récords, ganamos competiciones; en suma, ambicionamos poder o visibilidad con la finalidad de que quede algo nuestro cuando ya no estemos aquí. Y que sea duradero. Puede que ese afán de reconocimiento individual y, en último término, de dejar un legado tenga una fecha concreta en la Historia a partir de la cual dejó de dar igual quién había esculpido una obra de arte o ganado una determinada batalla. En todo caso, para muchos, la mayoría en el presente y en el pasado, sus horas no son ni han sido sino un asunto de supervivencia. Sin más alardes.

No cabe restar valor a todo lo que resiste a la desmemoria ni a lo que ha mejorado nuestro día a día. Tampoco debemos ser ingratos con quienes lo hicieron posible: gracias a la penicilina, vivimos más años; a los túneles, atravesamos montañas; nos maravillan algunos libros; la luz eléctrica nos permite escribir a oscuras; con los móviles contactamos con quienes queremos con más frecuencia; nos extasía la Sagrada Familia, aún inacabada, como también el Museo del Prado o la música barroca. Que cada cual elija qué incluir en ese inventario.

Pero, en realidad, todo, sea o no memorable, podría ser definitivamente perecedero. ¿No quedará extinta nuestra especie y, con ella, todos sus logros y desaciertos? Incluso aunque podamos adelantarnos al desvanecimiento del mundo conocido, que se nos antoja lejanísimo, buscando nuevos espacios donde asentarnos. Puede que aun entonces desaparezcamos en uno de los millones de sistemas estelares que pueblan nuestra galaxia. En todo caso, se calcula que durante trillones de años el universo conocido seguirá su curso exuberante y polimorfo, quién sabe si hasta su posible extinción. Mientras tanto, seguirá aconteciendo este milagro inconmensurable donde confluyen amor y daño, construcción y aniquilación, de tantísimas maneras que nuestra imaginación no es capaz de figurar. Más allá y más acá de nosotros mismos.

¿Qué hacer o dejar de hacer, entonces? A lo largo del libro, hemos apostado por procurar hacerlo «suficientemente bien», asumiendo nuestros límites y los de quienes nos rodean. Y todo lo que no depende de nosotros. Aun así, nuestros hechos y omisiones abren y cierran opciones a mundos posibles, tanto propios como ajenos.

Raimon Panikkar, en una entrevista de las pocas que concedió al final de su vida, cuando residía prácticamente aislado en Tavertet, un pequeño pueblo del interior de Cataluña, usó una metáfora de raigambre budista para referirse simultáneamente a la vida y a la muerte: «Todos somos como una gota que se desvanece en el océano universal». Tal vez pasemos nuestra existencia rumiando acerca de nuestra envoltura única, de sus avatares y los de las gotas cercanas. Pero hay otra manera de contemplarnos. Somos agua, como lo es el mar inmenso del que partimos y al que regresaremos un día.

De algún modo, todos los caminos de sabiduría acaban llegando a intuiciones similares. No es baladí poner el foco en el contorno o en el agua que albergamos. Somos ambas. Pero solo una de las dos durará lo que el breve trayecto de la nube al océano. Formamos parte de algo más grande que nuestras particularidades y circunstancias. Sea como sea nuestra biografía, acabaremos por diluirnos en un magma que no cesa, de momento. No se trata de un panteísmo amorfo, sino de las plurales maneras en que acontece y se dice el Ser, como diría Aristóteles, o el Vivir, como se plantea en otras tradiciones. En esa diferencia compartida está nuestra mayor riqueza.

A lo largo del libro, al hablar de cómo conducirnos, hemos apostado por hacerlo con compasión. La hemos llamado, en algún momento, «recta intención». Esta certidumbre no nace de una elucubración teórica. Hemos constatado en primera persona que, cuando nos tratan bien, el tiempo se suspende y, en contadas ocasiones, puede llegar a rozar la eternidad. Esto sucede, más que en ninguna otra circunstancia, en el encuentro auténtico, íntimo, entre dos seres humanos. Aunque no solo.

Así pues, concluyan estas páginas, pero no lo que pretenden transmitir con mayor o menor acierto. Lo que esperamos que trasluzca nuestro testimonio es más grande que nuestros perímetros. Llámese a eso que nos excede Vida. O déjese sin nombre, inconcluso. No es lo más importante, al fin y al cabo. Sino vivir bien. En la medida de lo posible.

Como canta Rilke en el *Libro de las horas*:

> *No puedo creer que la pequeña muerte,*
> *aunque a diario la vemos, sobre todo*
> *siga siendo un cuidado nuestro, un ansia.*
> *No puedo creer que nos acose en serio:*
> *vivo aún, tengo tiempo de construir;*
> *es más larga mi sangre que son rojas las rosas.*